「プーファ」フリーであなたはよみがえる！

生命場を歪ませるアルデヒド

崎谷博征 著

健康常識パラダイムシフトシリーズ 1

鉱脈社

はじめに

「本物の生クリーム」を持ってきていただけませんか？

以前よく宿泊していたホテルで、毎回言わなければなりませんでした。

何も言わないと、提供される生クリームはとんでもない代物だからです。

このホテルは日本でも接客サービスの評価の高い有名なホテルです。そう私が言うと、料理長やイタリアから来たシェフが悲しそうな顔をして、「日本には本物の生クリームはありません」と正直におっしゃいます。

仕方なく、少しは混じり物が少ない生クリームを厨房から特別に提供してもらっていました。本物の生クリームを知っている人は、それでもやはりおかしな味がすることはすぐに分かります。

私は幼少時から生クリームのショートケーキ、魚（特に生魚）、タバコの煙を生理的に受けつけませんでした（ちなみに麺類もダメでした）。

今になってこれは間違っていなかったと確信しています。

日本の生クリームは牛の乳から作った純粋のものではなく、植物油脂製品（植物油脂を混ぜたもの）です。植物油脂とは、植物の種を搾りさまざまな化学物質を使ってその油だけを抽出したものです。

日本の植物油脂を使った生クリームよりもさらに生理的に受けつけない乳製品がかつてありました。それは、米国から廃棄処分となって戦後に大量に輸入された「脱脂粉乳」です。私より上の世代の学校給食に加えられていました。みなさん異口同音に脱脂粉乳は「臭い、気分が悪くなる」という感想をお持ちです。

また、魚はその生臭さがたまらなく嫌でした。そしてタバコの煙。これはたとえ服についた臭いでさえも生理的に受け付けることができません。

生クリーム（あるいは輸入された脱脂粉乳）、青魚、そしてタバコの煙に対してなぜ生理的嫌悪を催《もよお》すのか？

これらが今回の著作のメインテーマになります。

中には、スーパーやケーキ屋さんで販売されているふつうの生クリームショートケーキを食べて何ともないと感じる人もいるかも知れません。

魚をたくさん食べても何ともないと感じる人もいるでしょう（ただし、いずれも常食するとその限りではありません）。

タバコの煙を嗅いでも何ともないという人もいるでしょう。

しかし、そうした食習慣は確実に、細胞レベルで大きな変化を引き起こしています。それを自覚したときには、「時すでに遅し」といっても過言ではありません。

代謝・体温の低下、ショック、形態形成維持破壊（免疫廃絶）、炎症加速、老化の加速、動脈硬化、神経毒、ガンの成長、糖尿病、全身のむくみ、白内障、網膜の変性……など。

これらの生命の場のゆがみから生じるさまざまな病態は、すべて医学や栄養学が必須栄養素と呼びつづけた物質の結果から起こるものです。

それでは、それは現代の生クリーム、青魚、そしてタバコの煙につながる物質です。

その私たちの生命の発露を奪う物質とは何か。このことを本書でじっくりみなさんの目で確かめていただきたいと思います。

（注：和製英語はまったく世界で通用しないばかりか、日本人の学習能力を大きく削ぎます。これも米国の戦後の日本統治の一環です。私も専門用語でもたくさん和製英語で通じないことを経験し、たくさん恥をかき、苦労しました。本書では専門用語や名称はなるべく英語の実際に近い発音で表記しております。可能ならば、その英語の実際の発音に近い呼び方で覚えなおしてください。

例：trypsin：×トリプシン（和製英語）→○トライプスン or トリプスン

目次

「プーファ」フリーで
あなたはよみがえる！

第1章 人類にとっての最大の惨事：プーファ（PUFA）

第2章 私たちの食べている脂肪とは？

第3章 プーファ（PUFA）と美容・健康

第4章 なぜプーファ（PUFA）が蔓延しているのか？

第1章
人類にとっての最大の惨事：プーファ(PUFA)

人体解剖で出くわした猛毒〝アルデヒド〟

日本では医学部の三年生で解剖実習があります。私は、この解剖実習が嫌で仕方ありませんでした。人体を解剖することに激しい抵抗があったわけではありませんが、解剖実習の部屋に入ると気分が悪くなったのです。

そして大学院のときには、病理解剖という死因を特定するための死体解剖を経験しました。このときは、学生時代の気分の悪さに比較にならないものがありました。臓器を保存するためにホルマリンという溶液に漬けるのですが、この物質が揮発して目や粘膜に激しい刺激をもたらしたからです。

病理解剖の部屋を出て一両日中は両目の痛みが続き、充血していました。おそらく毎日この溶液に接している人は、かなり健康を害していたと思います。

このホルマリンは、ホルムアルデヒドという猛毒の物質の溶液です。そのホルムアルデヒドがなぜ臓器標本の保存溶液として使用されるのでしょうか？

それは、ホルムアルデヒドがもつホルミル基（-CHO）が、タンパク質のアミノ基（$-NH_2$）と結合して次々と凝固させていくからです（架橋反応といいます）。標本を〝固定〟するには都合のよい物質なのです。

ホルムアルデヒドは、もっとも単純な「アルデヒド」という物質の化合物で、「シックハウス症候群」の原因物質でもあります。

さまざまなアルデヒド（本当は「アルデハイド」と表記・発音する方がよい）を総称して、アルデヒド誘導体（以下「アルデヒド」と略称します）といいます。これらのアルデヒド誘導体は、後述するように次々にタンパク質に結合して遺伝子などの構造・機能を変性させダメージを与えていくのです。

国際ガン研究機関（IARC）の評価では、ホルムアルデヒドは堂々のグループ1（Group1）にランクインされる物質です（『IARC Monographs on the Evaluation of Carcinogenic Risks to Humans』 Agents Classified by the IARC Monographs, Volumes 1–117）。

グループ1（Group1）というのは、ヒトに発ガン性があると〝公式〟に認められているというカテゴリーです。

日本人（そして東アジア）に食道がん・上咽頭ガン、胃がん、肝臓ガン、大腸ガン、さらにはアルツハイマー病などが多いのは、なんとこのアセトアルデヒドを分解する酵素（アセトアルデヒド脱水素酵素：ALDH2）が少ない、あるいはないことが関係していると報告されています[1][2][3][4]。

特に日本人に胃がんが多いのは、熱いおかゆを食べる習慣（実際に犬に高温のお湯を飲ませて胃がんができるかどうかの実験がなされていた）や、食べてすぐ働くからなどが言われてきました。しかし、どうやらアルデヒドが関係しているようです。

そして、二日酔いの原因もこの「アルデヒド」という物質の化合物（アセトアルデヒド）です。

私はお酒を一滴も飲めない下戸です。私のような下戸は、アルコールが代謝されてできたアセトアルデヒドを分解する酵素（アセトアルデヒド脱水素酵素）がほとんど誘導されないため、このアルデヒド誘導体であるアセトアルデヒドが蓄積します。そうすると、激しい嘔気、頭痛、頻脈、めまいなどの〝プレショック〟（準ショック）状態に陥ります。

毎年、コンパなどで学生が急性アルコール中毒で命を落としますが、それはこのアルデヒド化合物が蓄積して、全身、特に脳に急激なエネルギー代謝障害を起こすからです。お酒を飲んですぐ赤くなる人や気分が悪くなる人は、アルコールを避けるのが賢明です。

また車の排気ガス、タバコの煙などにもこのアルデヒドの一種である猛毒の「アクロレイン」が含まれています[5][6]。

酒場ではお酒を飲んでタバコをぷかぷかふかしている人をよく見かけます。あれは、よく考えるとお酒とタバコの「アルデヒド」のダブルパンチをわざわざ食らっているのです。

この「アルデヒド」は、実はお酒を飲まない人やタバコを吸わない人でも日々蓄積しています。

外から摂取しなくても、私たちの体の中で日々産生されているのです。そしてこれが老化・ガン・自己免疫疾患・アルツハイマー病などの神経変性疾患などの慢性病の原因と言えば驚かれるでしょうか?

農耕・牧畜革命と「アルデヒド」を生み出す「プーファ」(PUFA)

約一万年前に農耕革命が起こってからの人類の心身の健康状態はかなり悪化しました。その原因は穀物、豆類の過剰摂取にあります。

穀物、豆類の過剰摂取がどのような作用を及ぼすかは他の著書(『原始人食で病気は治る』二〇一三年)にも詳述していますので、ここでは割愛いたします。

本書で何よりも指摘したいことは、穀物・豆類の最大の問題点がこの「アルデヒド」に関係しているということです。それは穀物・豆類に含まれている脂質(油)成分がアルデヒドに関係しているということです。

その脂質とは「多価不飽和脂肪酸」(Polyunsaturated fatty acid:略してPUF

A（プーファ）とよびます。以下「プーファ」と略記）です。

約一万年前までは狩猟採集形態でした。私たちの祖先が食べたものは主に陸上の哺乳類や果実です。陸上の動物の脂肪成分は飽和脂肪酸が主体です（四パーセント程度はプーファ〈ＰＵＦＡ：多価不飽和脂肪酸〉が含まれていますが）。果実にも穀物・豆類のようなプーファ（ＰＵＦＡ）はそんなにたくさんは含まれていません。したがって、狩猟採集時代にはプーファ（ＰＵＦＡ）はごく微量でした。

しかし、約一万年前に農耕革命（そしてそれに続く牧畜革命）が起こることで穀物・豆類の摂取が開始されます。これらの栽培作物には「プーファ」（ＰＵＦＡ）が豊富に含まれています。

つまり、脂質という側面でこの人類の農耕・牧畜革命をとらえると、飽和脂肪酸から「プーファ」（多価不飽和脂肪酸：ＰＵＦＡ）主体にスイッチしたことになります。

これはそれまでの人類が遭遇しなかったエポックメイキング（画期的）な出来事

でした。

約一万年前を境にして人類の心身の健康状態（寿命、体格など）が大きく悪化していますが、その最大の原因は、約一万年前に起こった農耕革命による穀物の過剰摂取だったと、考古学・人類学の調査で明らかにされています[7][8][9][10]。

これはとりもなおさず「プーファ」（多価不飽和脂肪酸：ＰＵＦＡ）の過剰摂取であったのです。

プーファ（ＰＵＦＡ）によるライフスタイルの激変

ここで「心身」としたのは、心、思考と身体はいずれも同じエネルギー代謝で成り立ちますが、そのエネルギー代謝に「プーファ」（多価不飽和脂肪酸：ＰＵＦＡ）がダイレクトに影響を与えているからです。

そして、心身の状態が変われば必ずライフスタイルも変わります。逆にライフスタイルが変われば心身も変わります。心身の状態とライフスタイルは相互依存関係にあります。

これはサイエンスの世界ですでに証明されています。専門用語で「エピジェネティックス」（epigenetics）といい、心身に影響を与える遺伝子は環境によってスイッチのオン／オフが影響を受けているのです。

このように食べるもの、思考、そしてライフスタイルはすべて密接に結びついて、しかも不可分です。したがって、それぞれを切り離して考える現代のサイエンスはまったく意味をなしません。

この環境が遺伝子に及ぼす影響は、細胞レベルでも詳細な研究結果が蓄積されています。周囲の環境との密接かつ不可分の相互作用によって、細胞の性質・機能まで百八十度変わってしまうのです（これを「場の理論」といいます）[11][12][13][14]。

特に農耕・牧畜革命が開始されてからは、世界各地で戦闘（大量殺りく）や拷問などが行われたことが分かっています[15]。日本でも、農耕革命がおこった弥生時代に入ってはじめて戦闘に備えるべき櫓《やぐら》（城郭）などが列島内で作られています。

また農耕革命が開始されてからは、定住生活および集団生活へとライフスタイルが変化しました。ここで最初の生活を保護された階層（働かない人類・生産者に寄生する人たち）である権力者・聖職者層が登場してきます。

この真の生活保護層の誕生によって、その後の人類の歴史がどうなったかは、すでにたくさんの書物が出ていますし、そのような書物を読まなくても、みなさんが今の現実を俯瞰してみればよくお分かりになると思います。

このように狩猟採集時代からの食事内容の変化、つまり《飽和脂肪酸→「プーファ」（多価不飽和脂肪酸：ＰＵＦＡ）》がこれほどまでに人類のライフスタイルを激変してしまったのです。

「まさか、食事内容が変わったことくらいで心身の機能やそれが生み出すライフスタイルまで変わるとは大袈裟な」と思われることでしょう。

ここが現代の学問、教育を受け、現代のライフスタイルにどっぷり浸かっている人の思考の限界です。

凄惨な戦闘や拷問を始めたのは、人間の脳機能を中心とした心身の機能が約一万年を境に劇的に変化したからです。

最後まで読んでいただくと、多くの人にとってこの突拍子もない（にわかに信じがたい）因果関係が少しは腑に落ちてくると思います。

そしてこの「プーファ」（多価不飽和脂肪酸：ＰＵＦＡ）こそは、後述するように室温でも容易に酸化されて猛毒の「アルデヒド」を大量に発生させる根源なのです。

「プーファ」（ＰＵＦＡ）が酸化して形成されたアルデヒド類を「過酸化脂質」ともよびます。

調理・加工食品革命と植物油脂（プーファ：ＰＵＦＡ）

さらに調理方法の変化と加工食品の大量生産という現代のライフスタイル（食事法および食生活）の革命によって、植物油脂（プーファ：ＰＵＦＡ）の世界的な普及が起こりました。

植物油脂（オメガ6系、リノール酸といいます）とはキャノーラ油、菜種油、サフラワー油、大豆油、コーン油、セサミオイル、亜麻仁（アマニ）油などに代表される、植物の種を搾って化学薬品を使って分離した油（プーファ：ＰＵＦＡ）です。

この植物油脂はほとんどの加工品（コンビニ、スーパーで販売されている食品）に使用されています。

いまや牛乳（飽和脂肪酸リッチ）から作られる生クリームでさえ、植物油脂が主成分となり、混ぜ込まれた「偽生クリーム」に変貌をとげています。

飛行機の機内などでコーヒーを注文すると「お砂糖とミルクは？」と聞かれます。出てくるものはコーヒーフレッシュといわれる植物油脂の塊で、本当のミルク（牛乳）ではありません。

ケーキに使用されている生クリームも植物油脂が主成分になっています。チョコレートなどの菓子類も同様、ほとんどのものに植物油脂というプーファ（ＰＵＦＡ）を使用しています。大量生産されているパン類も植物油脂まみれの物質になっています。

いまやおにぎりでさえ、つや出しのためにプーファ（ＰＵＦＡ）でコーティングされています。悲しいことに一部の学校や病院給食でもコメ（米）にプーファ（ＰＵＦＡ）を混ぜているところがあります。

これらの加工食品以外にも実際にスーパーやコンビニに行って成分表示をみれば、たくさんの商品に「植物油脂」という言葉がみてとれると思います。

また戦後に戦後米国の在庫処理で大量の脱脂粉乳が学校給食に導入された苦い経験があります。私より上の世代の方は異口同音に「脱脂粉乳を思い浮かべただけで臭い、気分が悪くなる」という経験をお持ちです。

米国から大量に廃棄処分されて輸入された脱脂粉乳はかなり酸化が進んで傷んでいたからです。この脱脂粉乳に対する生理的な嫌悪感もプーファの酸化によって発生した猛毒のアルデヒドの混在が原因です[16]。

また、植物油脂（プーファ）の普及は調理法の革命を起こしました。

ほんの数十年前までの調理法は、網焼きなどのグリル、煮るなどの油を使わない調理法が主体でした。

それが植物油脂というプーファ（ＰＵＦＡ）をフライパン上にひいて炒めるという「炒め物」や、食材を植物油脂の中に入れて揚げるという「揚げ物」調理が発明されます。

これらの新しい調理法に使用される植物油脂、（プーファ＝ＰＵＦＡ）はのちに「クッキングオイル」と呼ばれるようになります（洗脳するにはとてもキャッチーなネーミングです）。

具体的には、キャノーラ油、オリーブ油、菜種油、コーン油、大豆油、サフラワー油などのプーファ（ＰＵＦＡ）が使用されました。

フライパンでの油を使った「炒め物」や「揚げ物」調理も、その油に牛脂・バターあるいはココナッツオイルなどの飽和脂肪酸を使用すれば、プーファの含有量が少ないので害悪は少なくて済みます。

実際に「揚げ物」調理法にも最初は飽和脂肪酸であるココナッツオイルが使用さ

れたのですが、一九四〇年代頃から多価不飽和脂肪酸（PUFA＝プーファ）である大豆油などの植物油脂に置き換えられていきます[17]。

「揚げ物」調理は、「炒め物」料理よりも高温でしかも、大量の植物油脂（プーファ）を使用するため、そこから発生するアルデヒド誘導体（過酸化脂質）の量は半端なものではありません。

今や都市災害
外食産業での「油酔い」

クッキングオイル（プーファ）を摂氏一八〇度で使用した調理では大量のアクロレインという〝猛毒〟のアルデヒドが形成され、空気中にも拡散することが分かっています[18][19]。

中華料理など外食産業で大量にクッキングオイルを使用する香港などの都市では、一年に七・七トンものアクロレインが空気中に放出されていると見積もられています。これは同国の一年の車の排ガスに含まれるアクロレイン（一・八トン）の四倍以上になります。

香港やシンガポールなどのレストランの密集した場所で、私はよく気分が悪くなりましたが、これはこのアルデヒドのせいだったことが今になってよく分かります（シンガポールではこれにインドネシアの野焼きによるヘイズが加わります）。

よく調理場で天ぷら、から揚げなどの調理を長時間行っていると気分が悪くなるといわれます。これは揚げ物に使用されるプーファ（ＰＵＦＡ：多価不飽和脂肪酸）の酸化が加熱によって進行することで発生するアクロレインなどのアルデヒド（過酸化脂質）を吸い込むことが原因です。

これは「油酔い」といわれていますが、調理の過程で大量に産生されたアルデヒド（過酸化脂質）は、容易に蒸発（揮発）します。これを吸い込むことで血液中のアルデヒド濃度が高くなります。

日本でも揚げ物をしているレストランやファストフード店内に長くいると気分が悪くなるというのも、調理場から客室までアルデヒドが揮発して空気中に充満しているからです。

もちろん、揚げ物そのものにも揮発していない大量のアルデヒド（過酸化脂質）が含まれますので、それを食べたひとの血液中アルデヒド濃度も高まります。

このプーファ（ＰＵＦＡ：多価不飽和脂肪酸）を使用した調理法が生んだ最悪の悲劇は、イワシなどの青魚の揚げ物です。

イワシには最も酸化されやすい（最もアルデヒドを作りやすい）プーファ（ＰＵＦＡ）が含まれています。これをオメガ3系といいます。

イワシに含まれる油（プーファ）は、揚げ物などの高温調理ではアルデヒド（過酸化脂質）の塊になります。このイワシの油（プーファ）が酸化してできるアルデヒドも組織に酸化ストレスを与えて炎症を加速し、細胞・組織の構造にダメージを与えます[20]。

プーファには植物油脂といわれるオメガ6系と魚油などのオメガ3系がありますが、イワシの揚げ物には、植物油（オメガ6系）そのものおよびイワシの油（オメガ3系）の二種類のプーファ（ＰＵＦＡ：多価不飽和脂肪酸）由来の、ダブルのアルデヒド（過酸化脂質）が負荷されているのです。

このダブルのアルデヒドを大量に含んだ食材を食べることは悲劇としか言いようがありません。

ちなみにポテトフライに含まれる発ガン物質の「アクリルアミド」は、糖とタンパク質の反応でできるというのは嘘ではないとしても事実とはいえません。実際は、揚げ物のときに使用されるプーファ（植物油脂）のアルデヒド（過酸化脂質）とタンパク質の反応から形成されます[21][22]。

調理した人もその揚げ物を食べなくても揮発したアルデヒドの気体を吸い込むことで、同じように血液中に急激にアルデヒド（過酸化脂質）が増えることは先に述べたとおりです（油酔い）。

疫学的調査では、中国人の女性の高い肺がんの罹患率は中華鍋での料理（クッキングオイル使用）と関連していることが示唆されています[23]。

ちなみに「アクロレイン」というアルデヒド（過酸化脂質）は、同じプーファ（多価不飽和脂肪酸）でも、クッキングオイル（植物油脂）であるオメガ6系（リノール酸）よりも、亜麻仁油や魚油などのオメガ3系から発生しやすい性質があります[24][25]。

膀胱ガンを引き起こすことで有名なサイクロフォスファマイド（シクロフォスファミド）という抗ガン剤があります。この抗ガン剤の代謝産物はアクロレインです。このアクロレインが膀胱がんの原因ではないかと疑われています。

畜産物を通して蓄積するプーファ（多価不飽和脂肪酸）

さらに現在の家畜についても言及しなければなりません。

私たちが日常的に摂取している豚、ニワトリなどは穀物で育てられているため、その畜産物もプーファ（ＰＵＦＡ：多価不飽和脂肪酸）リッチです。

このような家畜を食べることでも私たちの体内でプーファ（ＰＵＦＡ）が蓄積していきます。たとえば大豆を給餌されているブタの脂はなんと三〇パーセント以上もプーファ（リノール酸、オメガ6）を含有しています[26]。

動物の肉といっても、穀物、ドライフィッシュなどを与えられている家畜の畜産物はプーファまみれなのです。

いまやラードは動物性脂肪ではなく、植物油脂（プーファ）といってよいでしょう。現代では、これに魚油のサプリメント推奨などが拍車をかけています。

ヒトの植物油脂（リノール酸、オメガ6）の必要量は、総エネルギーの約〇・五〜一・五パーセント程度と見積もられています[27]。これにはもちろん異論があり、後述するようにプーファ・フリーでも問題は起こりません（むしろプーファ・フリーでエネルギー代謝が向上し、ガンなどの予防ができます）。

北米を例にとると、二〇〇三年当時では、植物油脂の一日摂取量は総エネルギーの約八パーセントと見積もられています。つまり、必要量の五〜十六倍量の植物油脂（プーファ）を摂取していることになります。

これは十五年前のデータですから、現在ではさらに大量の植物油脂（プーファ）を摂取しています。

[図1] プーファ（植物油脂、オメガ6）の
人体蓄積量の年次推移

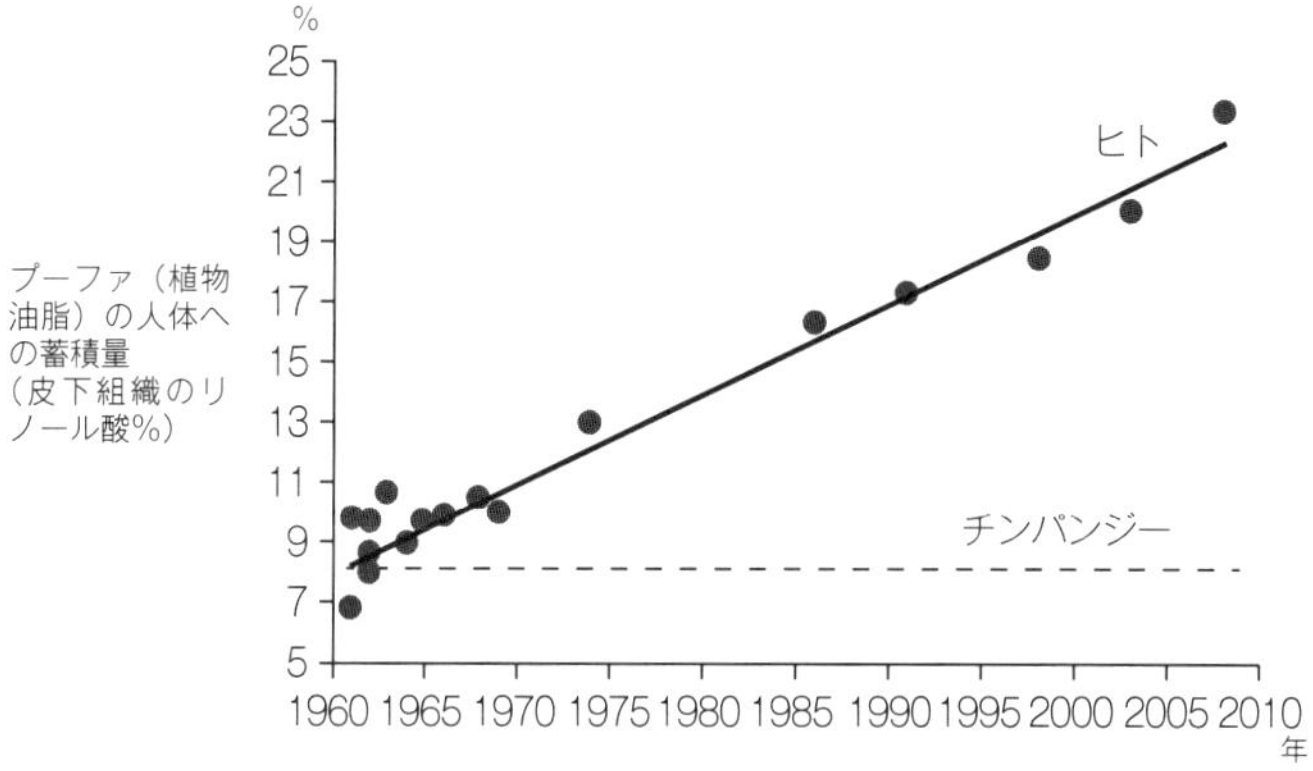

Am J Clin Nutr. 1975 Jun;28(6):577-83.
Am J Clin Nutr. 1986 Aug;44(2):220-31.
Am J Clin Nutr. 1991 Aug;54(2):340-5.
Am J Clin Nutr. 1998 Jan;67(1):25-30.
Ann Epidemiol. 2003 Feb;13(2):119-27.
J Lipid Res. 2008 Sep; 49(9): 2055–2062
Biochem J. 1955 Mar; 59(3): 454–455.

1960年からプーファ（植物油脂、オメガ6）の人体蓄積量が右肩上がりに上昇。一方のチンパンジーではプーファ蓄積量は変化していない。これは、私たち現代人の食事中のプーファ摂取量が年々増大していることを明らかにしている。現代社会では、食材や食品にプーファが大量に混入されている。食品の原材料表示を見れば、「植物油脂」（プーファ）が多くのものに含まれていることが分かる。
＊プーファにはオメガ3とオメガ6（植物油脂）があるが、このグラフでは後者のオメガ6（植物油脂）の蓄積量を調べている。

図1はプーファ（PUFA）の植物油脂の人体蓄積量の年次推移を示したグラフです。このグラフでは一九六〇年代ころから一直線に右肩上がりであることが分かります。これは第4章で後述するプーファ（PUFA）の歴史と恐ろしいほど一致しています。

図2は、植物油脂（プーファ）の普及の年次推移のグラフです。このグラフをみても一九六〇年頃から急激に植物油脂（プーファ）がマーケットに普及していることが分かります。

植物油脂（プーファ）の普及は、図1のようにダイレクトに人体への蓄積となって表れています。

図1では比較対象としてチンパンジーの植物油脂（プーファ）の体内蓄積量もプロットしています。チンパンジーの体内植物油脂（プーファ）は一九六〇年以降も一定であることから、人工的な植物油脂（プーファ）の普及が人体への蓄積の原因であることが分かるわけです（自然環境の変化が原因ではない）。

［図2］プーファ（植物油脂、オメガ6）の
急激な普及（摂取量増大）

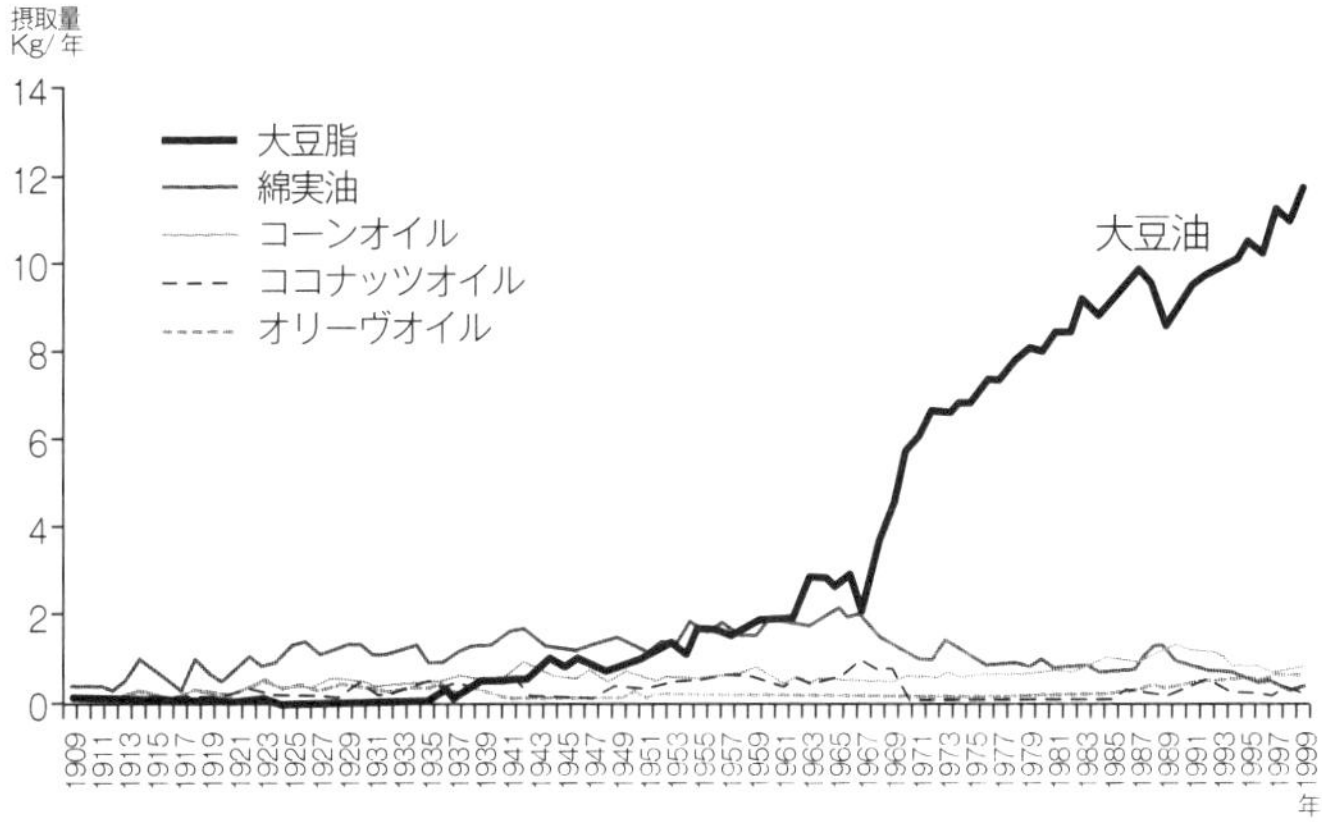

Am J Clin Nutr May 2011 vol. 93 no. 5 950-962

1960年頃から急激にプーファ（とくに大豆油）がマーケットに普及している。大豆油などのプーファ（植物油脂、オメガ6）の普及は、図1のようにダイレクトに人体への蓄積となって表れている。これは大豆油などのプーファが「植物油脂」として、食品に混ぜられていることや調理油として使用されている人為的な要因による。

プーファの普及と合わせてのガンなどの病気の急激な増加

そして、ガン、心臓・脳血管疾患、自己免疫疾患、アルツハイマー病、神経難病、糖尿病、アトピー性皮膚炎、喘息などはすべてここ数十年に急激に増加した病態です。

図3は米国の心臓血管疾患の年次推移のグラフです。ここでもやはり、植物油脂（プーファ）の普及やそれによる人体蓄積と同じく右肩上がりであることが分かります。

これにオメガ3系の油（リノール酸、ＥＰＡ、ＤＨＡ）がさらに負荷されていますので、現代人は過剰なプーファ（ＰＵＦＡ）に苛まれているといえるでしょう。

現代社会ではプーファの過剰な蓄積は五歳頃からすでに始まっていることが報告されています[28][29][30]。

日本人は、北米とほぼ同じ植物油脂量摂取に加えて魚の消費量が多いことから、

［図3］米国の心臓血管疾患による
死亡数の年次推移

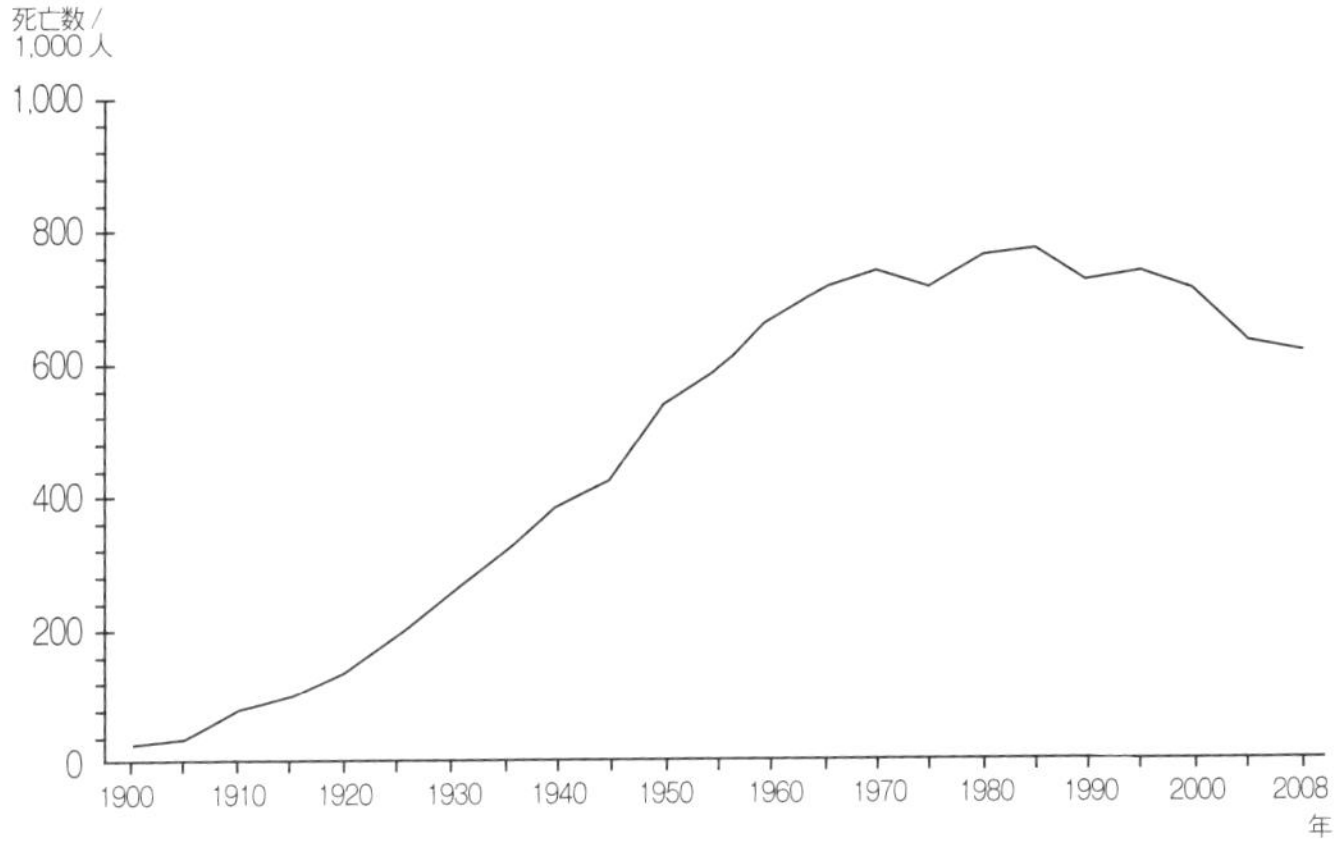

Writing Group Members et al. Circulation. 2012;125:e2-e220

心臓血管疾患による死亡率も右肩上がりに上昇。とくに1960年頃からプーファ（植物油脂）の急激な普及と同じく急激に上昇している。心臓血管疾患のような慢性病は、プーファの摂取（および人体蓄積）と関連している。

世界でもトップレベルのプーファ（ＰＵＦＡ）リッチ国民です。

ここ数十年の慢性病の急増の様子は前述したとおり、その間における植物油脂の普及や魚油の摂取増大（魚の消費量増大：図４）のグラフによく一致しています。


ちなみに日本の平均寿命が長いというデータにはかなりの虚偽と誤解があります。これは海外ではすでによく知られた事実で、ニューヨークタイムズにも記事になっています（http://www.nytimes.com/2010/08/15/world/asia/15japan.html）。

家族が年金をもらうために、死体を自宅に安置しているケースがかなりの数にのぼっています（二〇一〇年の時点で、百歳を超える高齢者二十三万人の生存の確認がとれないまま統計を出しています）。

これは海外でもまだ話題にはあがっていませんが、さらに日本は先進国では行われていない延命治療（経管栄養）が堂々と行われています。その数の正確な調査はもちろん厚生労働省では一度も行われていませんが、この数も入れると日本の平均寿命は先進国でも最低レベル（乳児死亡率の差を除くと米国と同じ程度）であることが白日の下にさらされるはずです。

[図4] 魚の摂取量の年次推移

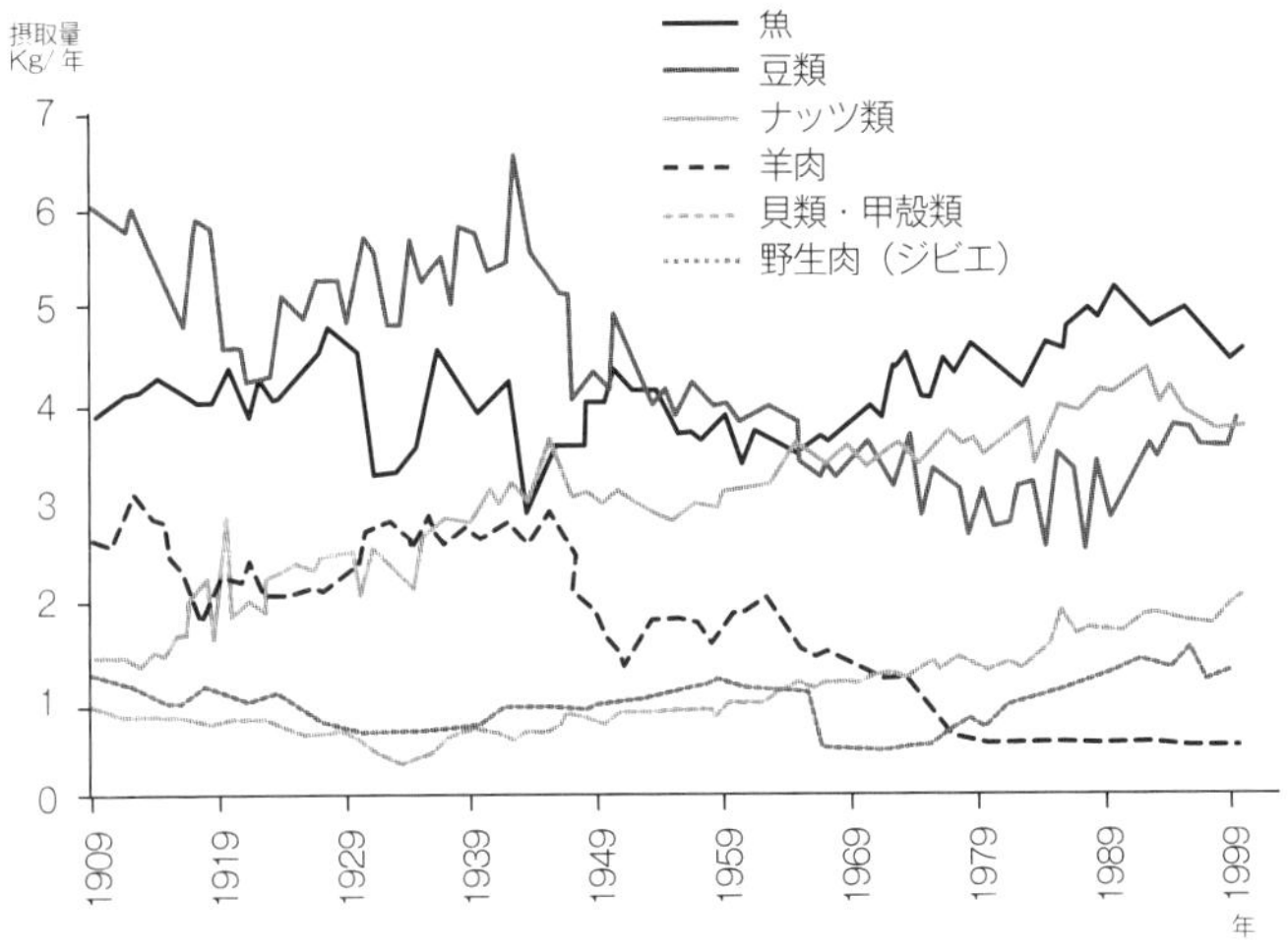

Am J Clin Nutr May 2011 vol. 93 no. 5 950-962

植物油脂（オメガ6）だけでなく、オメガ3系プーファが含まれる魚も右肩上がりに摂取量が増大。ナッツ（オメガ6）の摂取量も右肩上がりに増大している。

オメガ3およびオメガ6の両方のプーファ（多価不飽和脂肪酸）の摂取量が年々増大している一方で、飽和脂肪酸の多いラム（羊肉）の摂取量は右肩下がりに低下している。

平均寿命よりも大切な指標である健康寿命（元気で暮らしている期間）にいたっては、日本は先進国でも最も低いグループに属しているのは間違いありません。

それでも日本が間違った統計を出し続けているのは、単に役人の怠惰だけとは言い切れない深い意図があるのかも知れません。

それは、世界でもトップクラスのプーファ（ＰＵＦＡ）リッチ国民が健康であるということにしておかないといけない理由があるからです（日本の宗主国である米国に大きな影響力をもつ多国籍企業［シードオイル産業＝穀物メジャー、フィッシュオイル産業］がどれだけ大きな力を持っているかは私たちの想像をはるかに超えるものです）。

プーファの酸化こそアルデヒド誘導体の正体

さて、プーファ（ＰＵＦＡ：多価不飽和脂肪酸）が体内に摂取された場合、必ず

［図5］アルデヒド誘導体（過酸化脂質）

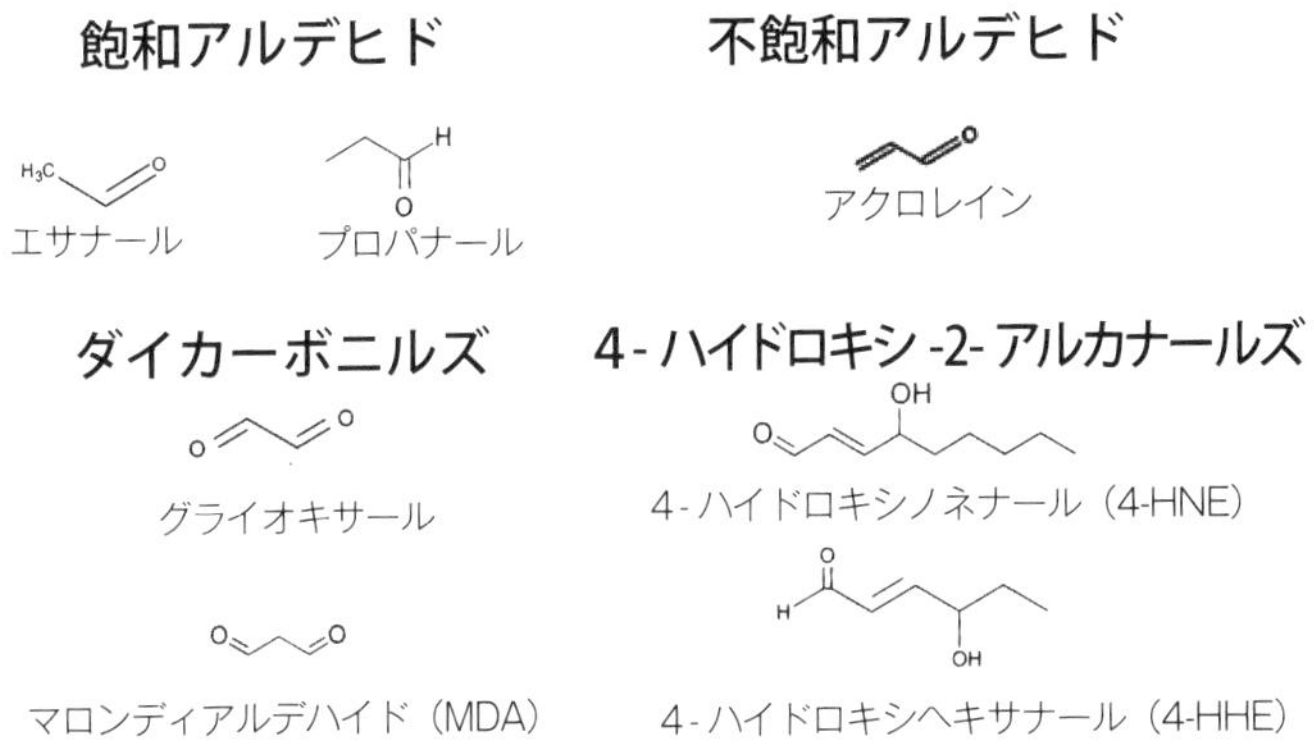

プーファ（オメガ3とオメガ6）を摂取すると、体内で容易に酸化されて猛毒物質のアルデヒド群が大量に発生する。これらのアルデヒドが体内のタンパク質、遺伝子（DNA）などに結合してその構造・機能にダメージを与える。このアルデヒドの作用によって、ガン、自己免疫疾患、アルツハイマー病などの神経疾患、アレルギー疾患、慢性閉塞性肺疾患（COPD）、糖尿病などのメタボリック・シンドローム、自閉症などあらゆる慢性病が引き起こされる。

酸化されて一部は変性していきます。

この、体内でプーファ（ＰＵＦＡ：多価不飽和脂肪酸）が酸素に触れて（酸化して）変性したものを、内因性のアルデヒド（過酸化脂質）といいます。

体内で形成される内因性アルデヒド（過酸化脂質）の代表的なものには、アクロレイン、ハイドロキシノネナール（４－ＨＮＥ）、ハイドロキシヘキサナール（４－ＨＨＥ）、マロンディアルデハイド（ＭＤＡ）などがあります[31]（図5）。

これらの過酸化脂質こそは、あの猛毒の「アルデヒド誘導体」なのです。

これらのアルデヒドは、体内のタンパク質、遺伝子（ＤＮＡ）などに結合して、その構造・機能にダメージを与え、ガンや糖尿病などのあらゆる慢性病をひきおこします（図5）。

さらにはプーファ（ＰＵＦＡ）からできるアルデヒド誘導体以外の過酸化脂質としてアイソプラストン、ニューロプラストンなどの〝猛毒〟があります[32][33]。

植物は、温帯・熱帯地方で育つもの以外、すべて油はプーファ（ＰＵＦＡ）が主体です。ですから、これらのアルデヒドは、私たち動物だけでなく、植物でも熱、重金属などのストレスが加わると形成されます[34]。

植物も人間と同じく、アルデヒドが多すぎると光合成がダメージを受けて枯れてしまいます[35]。

寒冷地の植物を温かい場所に移すとすぐに枯れてしまう理由は、寒冷地の植物の体内にあるプーファ（ＰＵＦＡ）の酸化が進んで大量にアルデヒドが発生するからです。

基本的に寒冷・亜寒冷地の植物に含まれる油はプーファ（ＰＵＦＡ：多価不飽和脂肪酸）ですから、これが私たちの体温（食事として摂取するなど）では容易にアルデヒドを作り出すことは、考えてみれば当然です。

穀物・豆類、そしてそれを給餌された家畜の日常的な摂取（＝過剰摂取）によって、私たちの体内には日々プーファ（ＰＵＦＡ：多価不飽和脂肪酸）が蓄積し、「アルデヒド誘導体」などの過酸化脂質がたくさん形成されているのです。

エネルギー代謝をストップさせるアルデヒド（過酸化脂質）

このアルデヒド（過酸化脂質）の代表的な溶液であるホルマリンが明確にヒトに対して発ガン性物質と認められていることは前述しましたが、それではなぜ、アルデヒド（過酸化脂質）が猛毒であり、発ガンを促すのでしょうか？

私たちの体の機能・構造は相互依存しています。

機能というのは具体的には、消化・代謝・デトックス・ゴミ処理・細胞（タンパク質、ＤＮＡ）合成などを指しています。これらの機能は、私たちが意識していなくても体の形態を維持（形態形成維持：morphostasisモーフォスティシス）するために日々働いています。

これらの機能がダイナミックに回ってはじめて体の構造（遺伝子、ミトコンドリア、細胞骨格、細胞外マトリックス）が安定してきます。そして構造が安定してはじめて機能が回るという相互依存関係が成立しています。

この相互依存関係にある機能―構造こそが生命の本質です。

機能と構造という相互関係が破綻をきたした代表が、みなさんがよくご存じの「ガン」です。ガンは、機能も構造も崩れたなれの果ての状態です。

機能―構造という相互依存を成立させるもの、それがエネルギーです。

では私たちのエネルギーとは何なのでしょうか？


私たちの体内で作り出すものは、原発や石油からできるような環境に負荷のかかるエネルギーではありません。

それは「糖」を資源としたクリーンなエネルギーです（例外は安静時の筋肉は脂肪酸、分裂が盛んな細胞は糖、脂肪酸、アミノ酸を燃料とします）。

そのエネルギー貯蔵体のことをＡＴＰ（エーティーピー：アデノシン三リン酸）といいます。このエネルギー（ＡＴＰ）があって機能―構造が安定します。

実は、アルデヒド（過酸化脂質）は、この体内のエネルギー産生をダイレクトにブロックしてしまいます[36][37]。

具体的には私たちの体内のエネルギー産生所であるミトコンドリアの機能（電子の受け渡し、サイトクロムCオキシデースという酵素）にダイレクトにダメージを与えます。

エネルギー産生がやられると、すべての機能そしてその相互関係にある構造までが崩れてきます。これが、アルデヒドが発ガン作用をもつ所以《ゆえん》です。

さらに植物油脂や魚の油由来のアルデヒドは、細胞内のタンパク質・遺伝子・リン脂質などと結合して構造を変化させ、機能を障害します[38][39][40]。

このアルデヒドはバクテリアやウイルスの遺伝子にさえも結合して破壊します[41]。アルデヒドにかかるとインフルエンザウイルスでさえやられてしまいます。

さて、私たちの人体にも、この猛毒のアルデヒドを排泄する機構が備わっています。

アルコール脱水酵素（ADH：dehydrogenase）、アルデヒド脱水酵素（ALDH：aldehyde dehydrogenase）、アルドケトレダクテース（AKR：aldo-keto reductase）あるいはグルータサイオン（glutathione）といった酵素です[42]。

しかし、このアルデヒドを処理する酵素さえ、アルデヒドがある一定濃度以上になると、逆にこの酵素の一部にアルデヒドが結合して機能・構造を不可逆的に変化させてしまいます[43]。こうなればもう猛毒のアルデヒドには手のほどこしようがありません。

もちろんアルデヒドが細胞のさまざまな成分に結合して機能にダメージを与えることによって構造変化が起こる結果はガンだけではありません。

プーファ（ＰＵＦＡ）から形成されるアルデヒド（過酸化脂質）によって身体全体の機能・構造が崩れていくのですから、糖尿病、脳・心臓血管病、自己免疫疾患、自閉症、神経難病、アルツハイマー病、消化器疾患などの慢性病や老化の最大の原因にもなっています[44][45]。

第2章

私たちの食べている脂肪とは？

食事から摂取する脂肪

ここで、少し脂肪について整理してみましょう。

私たちの言う〝脂肪〟とは具体的には何を指すのでしょうか？

九〇パーセント以上は中性脂肪（トライアシルグリセロール）。あとはコレステロール（およびコレステロールエステル）、リン脂質、遊離脂肪酸が少量含まれます。

食事中のほとんどが中性脂肪と考えてよいでしょう。コレステロールの値を心配される方が多いですが、食事中から摂取できるのはむしろ少量で、体内でのコレステロール産生にもっぱら頼っています。

「中性脂肪」というと悪いイメージがありますが、これは英語の誤訳（誤解を生じる意訳)によるものです。

「中性脂肪」とはトライアシルグリセライド(triacylglyceride)の和訳です。元々は「トライ」(tri-)というのは「三つの」という接頭語です。「グリセライド」はグリセリン(グリセオール)という糖とアルコールが結合した物質に「脂肪酸」がくっついているという意味です(脂肪酸エステルといいます。R－COをアシル基といいます)。

つまり、グリセリンというアルコールにsai〝三つ〟(tri-)の脂肪酸がくっついている物質のことをなぜか「中性脂肪」という誰もが原語からは想像もできないような意訳・誤訳になっているのです(グリセロールと脂肪酸のカルボキシル基が結合してカルボキシル基のマイナスチャージが中性になる〈エステル化という〉ことから「中性脂肪」と名付けている)。中性脂肪は化学構造式どおりに「トライアシルグリセライド」ときちんと呼びなおすべきです。

三つあるという「脂肪酸」。この「脂肪酸」に飽和と不飽和があります。

［図6.1］飽和脂肪酸とプーファ（多価不飽和脂肪酸）の化学式

飽和脂肪酸

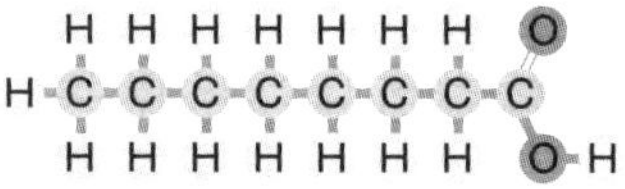

不飽和脂肪酸（多価不飽和脂肪酸：プーファ）

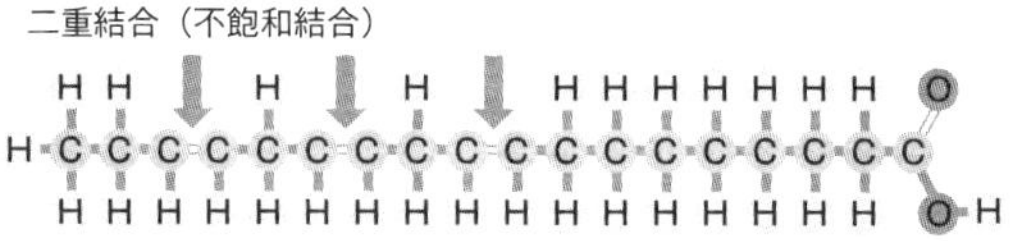

飽和脂肪酸はバックボーンとなる炭素（C）が水素（H）とあますことなく結合している。
プーファ（多価不飽和脂肪酸）は、炭素（C）が水素（H）と結合していない場所が複数ある（赤矢印）。
二重結合（C=C）の数が多いほど酸化を受けやすい。

[図6．2] プーファ（多価不飽和脂肪酸）の自動酸化

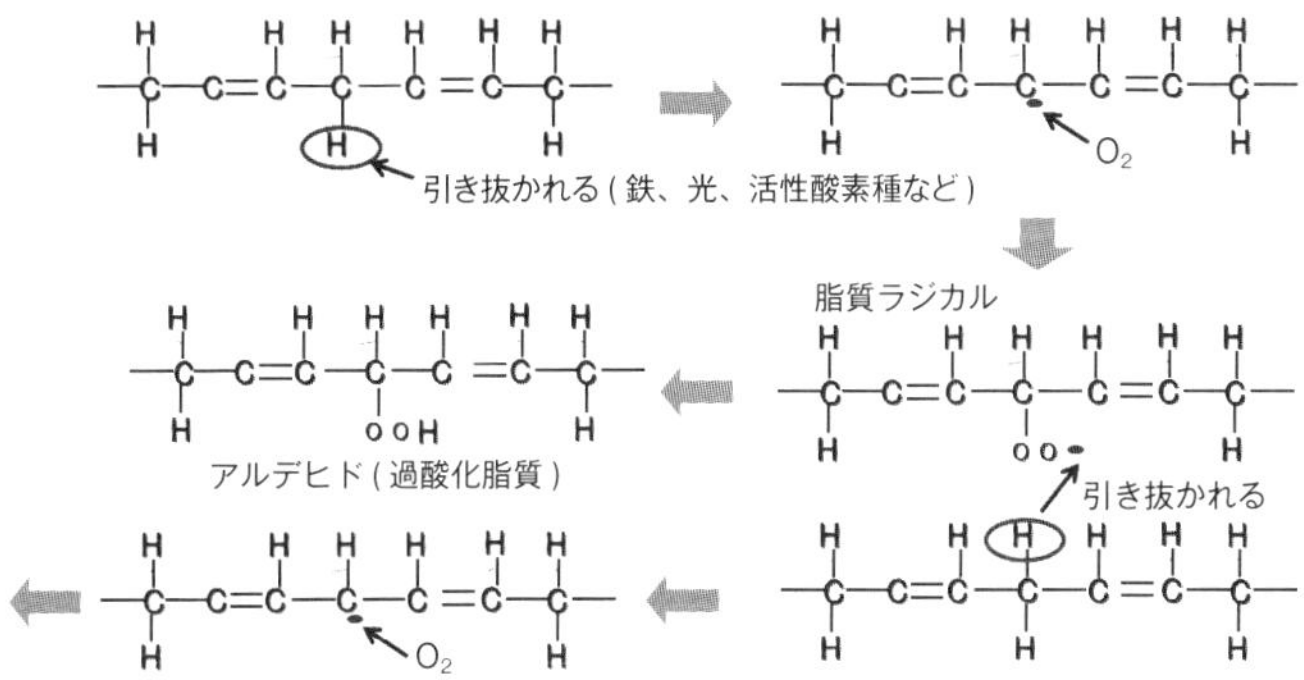

二重結合（不飽和結合）の炭素（C）の間に挟《はさ》まれる炭素（C）に結合している水素は、熱・光・フリーラジカルズ（体内では常時発生している）、重金属（特に鉄）の存在下では、容易に引き抜かれる。

特に生体内では、鉄の存在下で発生するハイドロキシラジカル（·OH）がプーファの自動酸化の主原因である。

この水素が引き抜かれた炭素の位置に酸素が結合して「脂質ラジカル」が形成される。その脂質ラジカルは、また他のプーファの二重結合（不飽和結合）の炭素（C）の間に挟まれる炭素（C）に結合している水素を引き抜くという、連鎖反応を自動的に繰り返す。

この反応ごとにアルデヒドが発生。連鎖反応が終わるまで延々とアルデヒドが発生し続けることになる。プーファが大量に存在するとアルデヒドも大量に発生する。

［図７］脂肪酸の分類

脂肪酸

●炭素の飽和度（水素との結合）で分類

飽和脂肪酸

- ●炭素鎖が水素で飽和されている
- ●高い融点（常温で固体）
- ●酸化されない

不飽和脂肪酸

- ●一価不飽和脂肪酸：オリーヴオイル
- ●多価不飽和脂肪酸：亜麻仁油、フイッシュオイル
- ●低い融点（常温で液体）
- ●酸化される（熱、光、フリーラジカルズの存在下）

脂肪酸は、バックボーンの炭素（C）の水素（H）との結合の過不足によって、飽和脂肪酸と不飽和脂肪酸に分類される。

飽和脂肪酸は、バックボーンの炭素（C）が水素（H）とあますことなく結合。酸素が結合する余地がないので、常温では酸化しない。融点（固体が液体になる温度）が高いために、体温以上にならないと液体にはならない。ココナッツオイルが冬に固まっているのは、飽和脂肪酸が多い証拠。

不飽和脂肪酸は、バックボーンの炭素（C）が水素（H）と結合していないところがある。その部分は炭素（C）の二重結合（C=C）で表記される。

二重結合（C=C）が一つ存在する不飽和脂肪酸を「一価不飽和脂肪酸」といい、オリーヴオイル、アボガドに含まれている。

二重結合（C=C）が二つ以上存在する不飽和脂肪酸を「多価不飽和脂肪酸」という。「多価不飽和脂肪酸」で長い鎖（炭素のバックボーンが長い）のものをプーファ（PUFA）という。プーファの中に、オメガ３系の魚油、DHAと、オメガ６系の植物油脂（コーン、大豆、菜種、ひまわり、ゴマ油）がある。

不飽和脂肪酸はいずれも常温で酸素がある場合に、酸化してアルデヒドを形成しやすい。

一価不飽和脂肪酸も、酸素の存在下でアルデヒドを形成する。したがって、オリーヴオイルを調理油として高温調理に使用するとアルデヒドが容易に発生するので危険。また不飽和脂肪酸は融点が低いため、冬場でも液体である。

［図8］食事中の脂肪─中性脂肪

中性脂肪

脂肪酸 ＋ （グリセリン）
グリセロール
（解糖系に入りエネルギー源として利用）

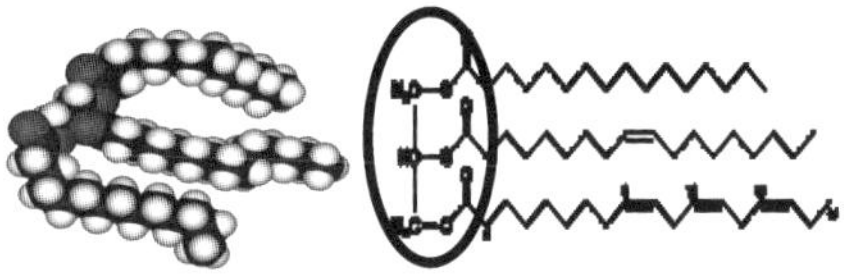

中性脂肪の中に飽和・不飽和脂肪酸がある！

食事中の脂肪は、「中性脂肪＋コレステロール」のことを意味している。
中性脂肪とは、脂肪酸とグリセロール（グリセリン）という糖アルコールが結合したもの。グリセロール（グリセリン）に脂肪酸が３つ結合している。この脂肪酸に飽和脂肪酸・不飽和脂肪酸がある。飽和脂肪酸ばかりの中性脂肪もあれば、飽和脂肪酸と不飽和脂肪酸が混じっている中性脂肪もある。
したがって、中性脂肪といっても脂肪酸の構成によって、性質がまったく異なる。糖質の余剰分が中性脂肪として蓄積されるが、３つが飽和脂肪酸であるため、酸化してアルデヒドを発生する原因とはならない。

中性脂肪で問題になるのは、構成する３つの脂肪酸が不飽和脂肪酸の場合。この場合は、体内でグリセロールから外れて脂肪酸だけになると（「遊離脂肪酸：FFA」という）、体温でアルデヒドを発生させる原因となる。また、フリーの不飽和脂肪酸はアルデヒドを発生させるだけでなく、重要なホルモンの作用を阻害する働きがある。

脂肪酸というのは炭素をバックボーン（背骨：つらなったもの）として水素（および酸素）が結合しているものです。

炭素が水素とあますことなく結合しているものを「飽和脂肪酸」といいます。そして、炭素が水素との結合の手があまっているものを「不飽和脂肪酸」といいます。（図6）（図7）

したがって、「中性脂肪」とよばれるもの（以下「トライアシルグリセライド」と呼びます）は、三つの脂肪酸が飽和脂肪酸、不飽和脂肪酸のさまざまなパターンがあるということです（図8）。

飽和脂肪酸とは

飽和脂肪酸は、炭素の鎖の長さで「長鎖」「中鎖」「短鎖」という分類をします（図9）。

［図9］飽和脂肪酸の分類

飽和脂肪酸

●炭素の数（鎖）で分類

1．短鎖脂肪酸（C数＜6）

2．中鎖脂肪酸（C数＝6～14）

3．長鎖脂肪酸（C数＝14～22）

4．超長鎖脂肪酸（C数＞22）

バックボーン（鎖）の炭素（C）の数によって、短鎖、中鎖、長鎖、超長鎖に分類される。

短鎖飽和脂肪酸には、酪酸やプロピオン酸などがあり、バターなどに豊富に含まれている。中鎖飽和脂肪酸には、ラウリン酸などがあり、ココナッツオイルに豊富に含まれている。短鎖、中鎖飽和脂肪酸はいずれもエネルギー源として優先的に使用される。

長鎖飽和脂肪酸には、パルミチン酸、ステアリン酸などがあり、バター、ココナッツオイル以外にも牛脂やラムの脂などに豊富に含まれている。長鎖飽和脂肪酸は、エネルギー貯蔵として、あるいは細胞・組織の構成材料として使用されている。

長鎖の飽和脂肪酸（長鎖飽脂肪酸）は、バター、ココナッツオイル、牛脂などに豊富に含まれています。その代表的なものには、パルミチン酸、ステアリン酸といったものがあります。これらの長鎖飽和脂肪酸は細胞の骨格や細胞成分の材料に欠かせません。

アルツハイマー病に効果があるといわれている飽和脂肪酸は、中鎖の飽和脂肪酸です。ラウリン酸、カプリル酸（caprylic acid）、カプリン酸（capric acid）がその代表です。これらの中鎖飽和脂肪酸は、ココナッツオイルや母乳（不飽和脂肪酸の摂取量が少ない母親）に豊富に含まれています。

短鎖の飽和脂肪酸の代表が、バターに含まれる酪酸《らくさん》、プロピオン酸とよばれるものです。

これらの飽和脂肪酸の特徴は、自動的に酸化されないこと。これにつきます。脂肪のバックボーンの炭素が水素とあますことなく結合しているため、酸素の入る余地がないからです。

短鎖、中鎖飽和脂肪酸はエネルギー源として優先的に使用されます。バター、ココナッツオイルに豊富に含まれています。

ただし、分裂盛んな細胞やガン細胞などを別として、エネルギー源の中心は「糖」ですから、短鎖、中鎖飽和脂肪酸が長期的に「糖」の代替をすることはできません。

長鎖飽和脂肪酸は、エネルギー源だけでなく、細胞の構成成分としても使用されます。

たとえば肺の「サーファクタント」とよばれる重要な物質があります。肺は肺胞という小さい風船が多数集まった組織です。この風船が空気の出し入れで膨らんだり、しぼんだりします。しぼむときに肺がぺっしゃんこにつぶれないように働いているのが「サーファクタント」です。完全に肺胞がつぶれた状態はちょうど、完全に空気が抜けた風船の状態です。

それでは、なぜ「サーファクタント」が風船の形状を保つことができるのか？

それは飽和脂肪酸の構造にあります。飽和脂肪酸は構造がとても安定していきます[46]。

もし、これが後述するプーファだとしたらどうでしょうか？

プーファは不安定で折れ曲がる構造をしています（図10）。

プーファが風船の「サーファクタント」であれば、空気が抜けたあとは完全に虚脱（ぺしゃんこになる）してしまいます。

実は、これは人体で起こりうる事態です。生まれたばかりの赤ちゃんが同じ肺胞がつぶれることで呼吸ができなくなる病態があります。これを「新生児呼吸困難症」といいます。これは母体からの過剰なプーファの供給で、赤ちゃんのサーファクタントが飽和脂肪酸からプーファリッチに変わったことで起こるのです。

長鎖飽和脂肪酸は、バター、ココナッツオイル以外にも牛脂などの反芻動物の油に豊富に含まれています。

これらの飽和脂肪酸は自動的に酸化しないので、猛毒のアルデヒドを産生することがありません。

飽和脂肪酸は、私たちの体の中で安全で有益な脂肪といえます。

[図10] 多価不飽和脂肪酸（プーファ）は折れ曲がる

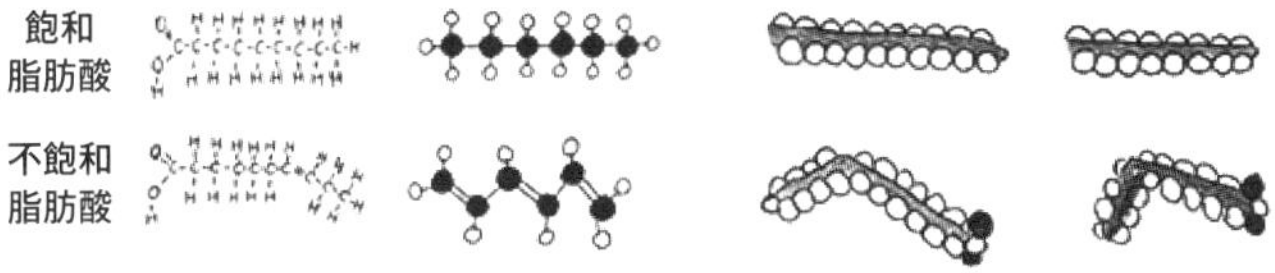

◆肺がしぼまないのは飽和脂肪酸の膜（サーファクタント）があるから

飽和脂肪酸は炭素（C）のバックボーンは一直線状で構造的に曲がらない。不飽和脂肪酸は炭素（C）の二重結合（C=C）部位で構造的に曲がる。

肺の空気が抜けてもしぼまないのは、肺の膜が飽和脂肪酸で覆われているため。肺の膜が不飽和脂肪酸だと、肺の空気がぬけた後は、肺は構造を保てなくなり、風船から空気が完全に抜けたように、虚脱する（ぺしゃんこになる）。そうなると肺の膜がくっついて、空気を入れても膨らますことはできなくなる。

「新生児呼吸困難症」は、肺の膜に不飽和脂肪酸が多くなったため、肺がつぶれてしまう病態である。このように不飽和脂肪酸は細胞・組織・臓器の構造も不安定にさせる。

しかし、たとえ飽和脂肪酸であっても過剰摂取すると、生命体のエネルギー源の柱である糖の利用を妨げますので、高脂肪食（たとえプーファが少ないものでも）はストレスとなります[47]。

不飽和脂肪酸とは

第1章から問題になっている植物油脂や魚油などのＰＵＦＡ（プーファ）は、長鎖の不飽和脂肪酸です。

こちらは炭素数が十八個以上の長鎖しかありません。それで不飽和脂肪酸と言えばプーファ（ＰＵＦＡ：多価不飽和脂肪酸）のことを指します。

プーファ（ＰＵＦＡ：多価不飽和脂肪酸）の分類については、炭素の手が余っている場所（炭素どうしが二重結合している位置）によって、呼び方があります。

具体的には、カルボキシル基から最も離れた端の炭素から数えて何個目に炭素の二重結合があるかで　ｎ－３、ｎ－５、ｎ－６、ｎ－９不飽和脂肪酸などと呼びま

［図11］プーファ（PUFA:多価不飽和脂肪酸）の命名法

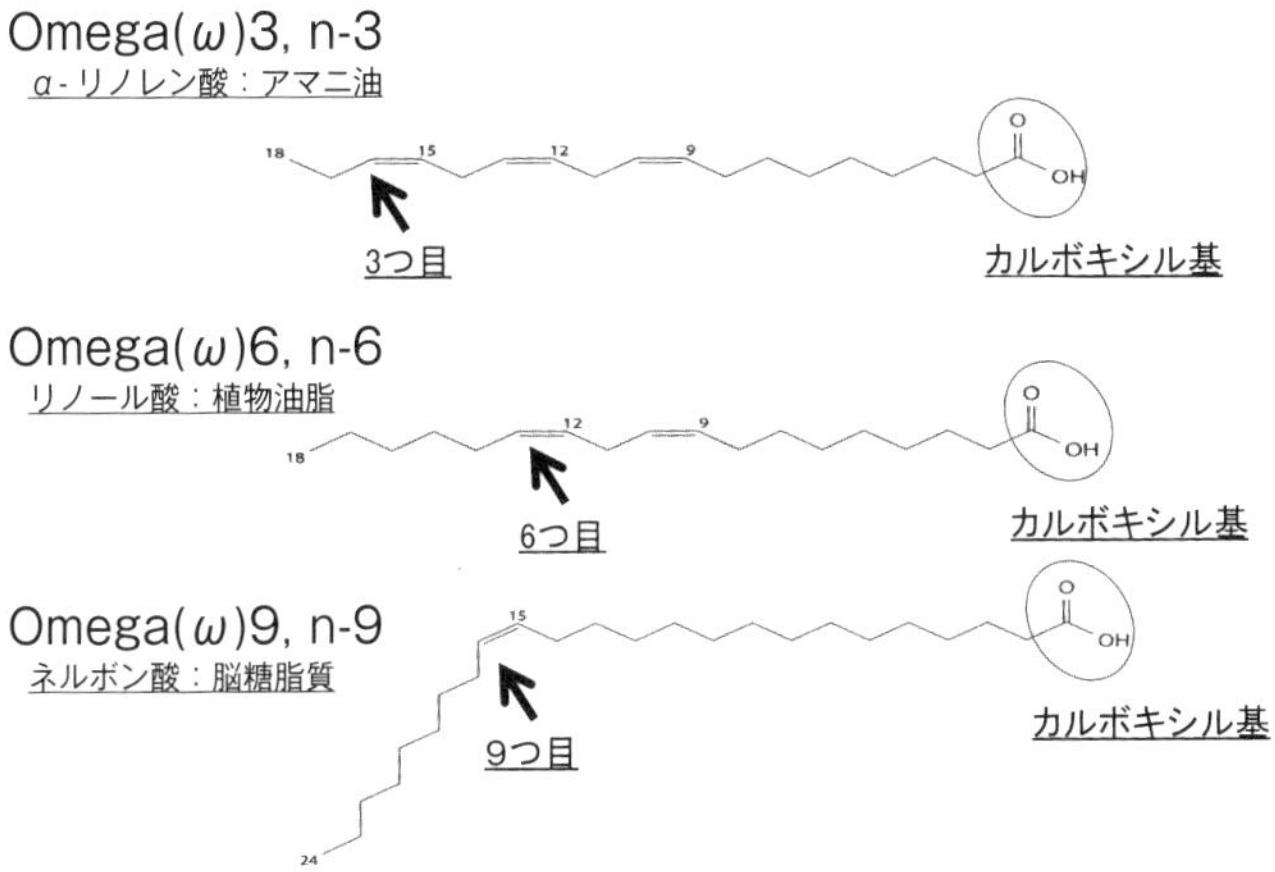

プーファについては、バックボーンの炭素（C）の手が余っている場所（C＝Cの二重結合）の位置によって命名される。
一番端のカルボキシル基（-COOH）から最も離れた端の炭素（C）から数えて何個目に炭素の二重結合（C＝C）があるかで、オメガ3、オメガ6、オメガ9と分類される。
オメガ3は、カルボキシル基（-COOH）から最も離れた端の炭素（C）から数えて3個目に、オメガ6は同じく6個目に炭素の二重結合（C＝C）がある。
アルデヒドを発生させたり、正常の生理機能にダメージを引き起こすのは、プーファのうちオメガ3とオメガ6である。

[図12] 人体に有害なプーファ（PUFA:多価不飽和脂肪酸)

プーファ（多価不飽和脂肪酸）

PUFA：PolyUnsaturated Fatty Acid

◆ω6系統：高リノール紅花油、高リノールひまわり油、大豆油、 菜種油、月見草油

◆ω3系統：紫蘇油、亜麻仁油、魚油

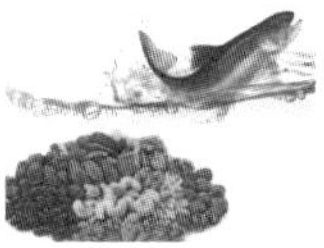

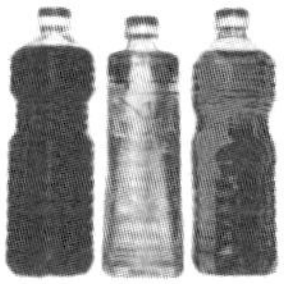

人体に有害なオメガ6系には、一般に植物油脂と呼ばれるものが入る。大豆、ひまわり、コーン、菜種、ゴマなど種子を絞った油がオメガ6に相当する。その他、ナッツ類もオメガ6系プーファを豊富に含む。
オメガ3系には、亜麻仁油、紫蘇(しそ)油、魚油（フィッシュオイル)、DHAなどがある。
オメガ3、オメガ6のいずれも化学薬品を使用した高度な加工技術によって抽出している近代の産物である。

す（図11）。

n－3は、ギリシャ文字を使用してオメガ3（ω3）とも表記します。同じくn－6はオメガ6（ω6）とも表記します。

私たちが主に食品から摂取しているプーファ（PUFA：多価不飽和脂肪酸）はこのオメガ3とオメガ6の二つです。

オメガ6系統は高リノール紅花油やひまわり油、大豆油、菜種油などです。オメガ3系統は亜麻仁油や魚油などです。（図12）

なぜ脂肪酸に飽和と不飽和があるのか？

脂肪は温度や湿度に非常に敏感です。

飽和脂肪酸というのは、熱帯地方の植物や哺乳類・鳥類などの温血動物の油です。高い温度でも酸化することなく安定しています。

もし、熱帯地方の植物の油がプーファだとしたらどうなるでしょうか？　温度が高いとプーファは急激に酸化が進み、大量のアルデヒドを産生します。

これは、私たちのような温血動物の体にプーファがある場合も同じで、大量のアルデヒドができます。

それに対してプーファ（不飽和脂肪酸）は寒冷地域の植物、魚類・爬虫類などの冷血動物の油です。

寒冷地域の植物の種が飽和脂肪酸だとしたらどうなるでしょうか？　寒い春先に芽を出すことはできなくなります。ココナッツオイルの冬の状態を思い浮かべていただければ一目瞭然。種子が固まってしまいます。

これは、寒冷地の魚の油が飽和脂肪酸である場合も同じです。固まって動けなくなります。

このように油は温度によって都合のよいものを選んでいるのです（図13）。

これを裏付けるものが、昆虫や植物は環境の温度によって作る油を変えることです[48][49]。

[図13] 油は温度に密接に関係している

- 寒冷地帯（多価不飽和脂肪酸）
  シードオイル

↓

- 温帯地域（一価不飽和脂肪酸）
  オリーヴオイル

↓

- 赤道付近（飽和脂肪酸）
  ココナッツオイル、パームオイル

自然環境では、飽和脂肪酸、不飽和脂肪酸といった油は温度によって使い分けされている。

赤道近くではココナッツオイルのように飽和脂肪酸が形成される。赤道近くのアマゾンの魚は寒冷地域の魚よりも飽和脂肪酸が豊富である。アマゾンの魚の油がプーファだと容易に酸化してアルデヒドを形成するため、死滅する。

温暖地域になるとオリーヴのような一価の不飽和脂肪酸が形成される。地中海地域でオリーブがよく生るのも温暖地帯だから。

寒冷地域になると、プーファ（オメガ３&６）が形成される。寒冷地域の魚はプーファ（オメガ３系）である。寒冷地域の魚の油が飽和脂肪酸だと固まってしまうため生存できない。また種子の油がプーファ（オメガ６）なのは、種が発芽するのが春先で温度が低いときだから。もし種子の油が飽和脂肪酸であれば、固まって発芽できない。

このように自然界では、温度によって使用する油を使い分けている。人間社会ではこの自然界の掟を破って温かいところでもプーファを使用しているので、容易に酸化されて猛毒のアルデヒドを大量に発生させている。

より暖かい温度では、昆虫も植物も飽和脂肪酸を作ります。寒冷地域の植物もより高い温度で育てると種子には飽和脂肪酸が増えます。

アジアでは昆虫食がありますが、あれはよく考えると飽和脂肪酸ですからよいタンパク質・脂質の摂取源なのです。ただし、ロシアなどの寒い地域の昆虫は油がプーファですので食べない方がよいということです。

魚類もアマゾンのような熱帯地方の魚ならば、青魚と違い、脂は飽和脂肪酸ですのでよいタンパク質・脂質の摂取源となります（ただし、深刻な河川・海洋汚染の問題があり魚の摂取は推奨しません）。

この油と温度の性質を利用した興味深い実験があります。

ブタにセーターを着せて体内の温度を高める実験です。セーターを着せられたブタのラードはより飽和脂肪酸の含有量が多くなりました[50]。

そして油と湿度の関係。

これも大変興味深いものがあります。

水との親和性が高い(水になじみやすい)のはプーファです。したがって、砂漠などの乾燥地帯に生息するサボテンなどの植物の油はプーファです。飽和脂肪酸だと乾燥地域ではとくに重要な水分をはじいてしまいます。したがって、ホホバオイル、アルガンオイル、カクタスオイルなどの砂漠地帯の植物の種子をしぼった油はプーファが豊富です。

このように飽和・不飽和脂肪酸は温度・湿度によって適した場所に使用されているのです。

適した場所(温血)に適した油(飽和脂肪酸)を使用しないことが現代の慢性病の蔓延を招いています。

プーファの二大横綱:オメガ3とオメガ6

オメガ3には、紫蘇油、亜麻仁油、魚油などが含まれます。

一方のオメガ6には高リノール紅花油、高リノールひまわり油、大豆油、コーン油、菜種油、月見草油などのいわゆる植物油脂が含まれます。

オメガ3とオメガ6はいずれも室温でも容易に酸化され、アルデヒド（過酸化脂質）を形成します。特に炭素のバックボーンに結合の手が余っているオメガ3は酸化が激しいプーファ（PUFA）です。

これらのプーファ（PUFA：多価不飽和脂肪酸）が自動的に酸化する仕組みについてお伝えいたしましょう。

二重結合（不飽和結合）の炭素（C）の間に挟《はさ》まれる炭素（C）に結合している水素は、熱・光・フリーラジカルズ（体内では常時発生している）・重金属（特に鉄）の存在下で、容易に引き抜かれます（特に生体内では鉄の存在下で発生するハイドロキシラジカル（・OH）がプーファの自動酸化には重要）。

この水素が引き抜かれた炭素の位置に酸素が結合して「脂質ラジカル」が形成されます。その脂質ラジカルは、また他のプーファの二重結合（不飽和結合）の炭素

[図14] プーファ（オメガ3＆6）からのアルデヒド発生

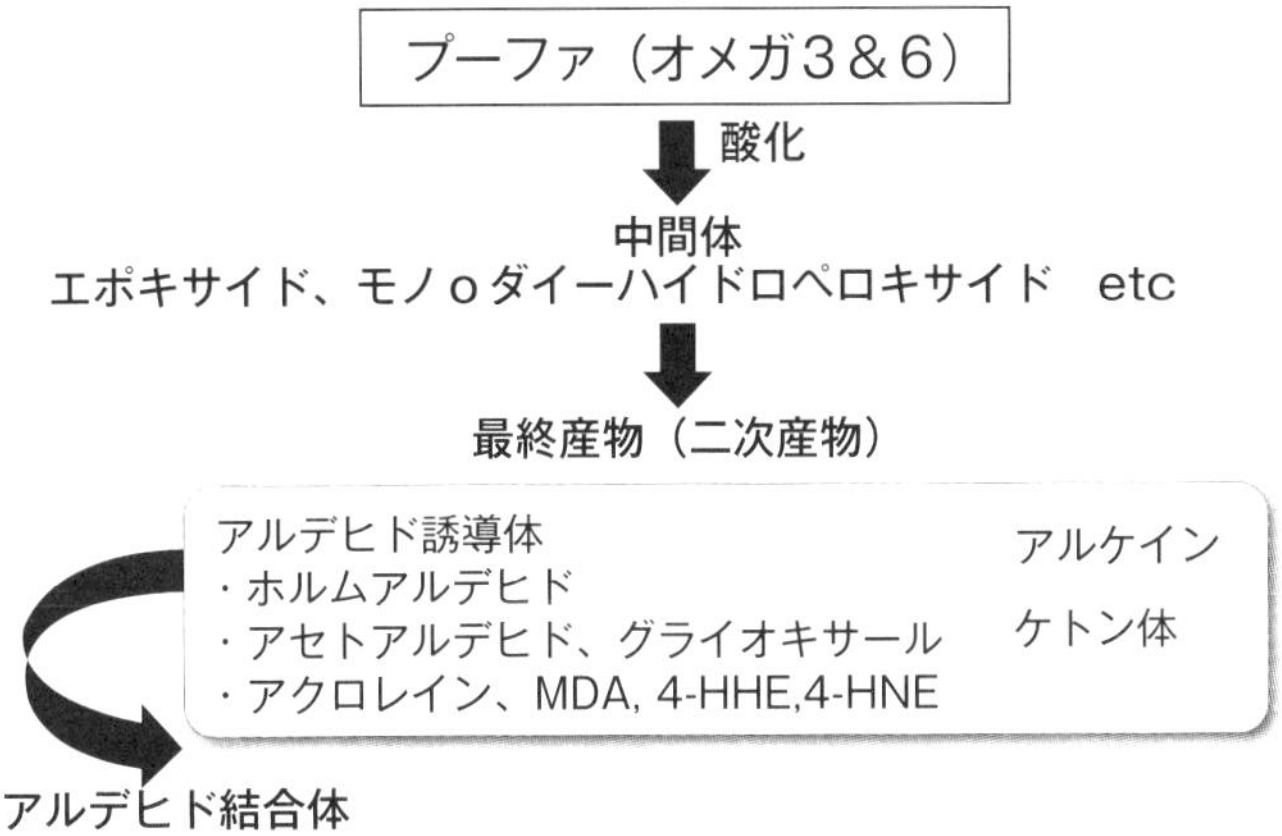

プーファ（オメガ3＆6）は、酵素なしで自動酸化して最終的に猛毒のアルデヒドを発生させる。アルデヒド以外にケトン体なども発生させる。
体内（細胞内）では鉄や活性酸素種が存在しているため、プーファは図6．2のように、体温で容易に自動酸化される。これによって、プーファ（オメガ3＆6）が体内に存在する限り、自動酸化される連鎖反応が続き、アルデヒド発生器になる。

（C）の間に挟《はさ》まれる炭素（C）に結合している水素を引き抜くという連鎖反応を自動的に繰り返します（脂質の自動酸化）。

この反応ごとにアルデヒドが発生します。つまり、連鎖反応が終わるまで延々とアルデヒドが発生し続けることになります。連鎖反応はプーファが存在する限り起こります（図6・2）。

オメガ3では酵素反応なしで自動的にハイドロキシヘキサナール（4‐HHE）などのアルデヒド（過酸化脂質）が形成されます。

オメガ6は、酵素反応なしでも酵素反応でもハイドロキシノネナール（4‐HNE）などのアルデヒド（過酸化脂質）を形成します。（図14）

オメガ3の大本はリノレイン酸（α―リノレイン）と呼びます（アマニ〈亜麻仁〉油はその代表）。

このリノレイン酸が私たちの体で代謝されてできるのが、魚油のEPA（エイコサペンタエン酸：eicosapentaenoic acid）、DHA（ドコサヘキサエン酸、

docosahexaenoic acid）です。

リノレイン酸→EPA→DHAと代謝されるにしたがって、不飽和脂肪酸の炭素のバックボーンの結合の手あまりが増えます（化学式では炭素どうしの二重結合が増える）。したがって、

DHA＞EPA＞リノレイン酸（亜麻仁油）

の順に酸化されやすい（アルデヒドを形成しやすい）ということになります。

アルデヒドを形成しやすい順に、私たちの体の酵素の働きをブロックすることがすでに報告されています[51]。

最も酸化されやすい魚油（EPA）、DHA

頭によいと喧伝されたDHAはなんとプーファ（多価不飽和脂肪酸　PUFA）の中でも最も酸化が激しい物質。つまり最も猛毒のアルデヒド（過酸化脂質）を形成する物質なのです。

ＤＨＡ（22：6 n－3）はオレイン酸（18：1 n－9）より三二〇倍酸化を受けやすく、リノール酸（18：2 n－6）より八倍酸化されやすい（＝アルデヒドを形成しやすい）性質を持っています[52]。

アルツハイマー病の動物モデルでは、脳へのオレイン酸の蓄積が発病に関与していることが示唆されています[53]。

そのオレイン酸より三二〇倍もアルデヒドを作りやすいＤＨＡが脳に蓄積するとどうなるかということです。

魚油（ＥＰＡ）やＤＨＡが酸素と接触すると自動的に（酵素を必要としない）アルデヒド（過酸化脂質）が産生されます。もちろん、炎症が起こっている場所などにこれらのオメガ3系のプーファ（ＰＵＦＡ）が存在するとさらに過酸化脂質が大量産生されます。

魚油（ＥＰＡ）やＤＨＡといったプーファ（ＰＵＦＡ）から自動的にできる過酸化脂質には前述したアイソプラストン、ニューロプラストンというものがあります。

この二つの過酸化脂質は、体内の酸化ダメージの指標として上昇するだけでなく、アルツハイマー病、パーキンソン病、多発性硬化症、ハンチントン舞踏病などの神経変性疾患でも上昇しています[33][54]。

魚油（ＥＰＡ）やＤＨＡから形成されるアイソプラストン、ニューロプラストンなどの過酸化脂質の最も恐ろしいのは、白血球（マクロファージ）の食作用（NF-κB Pathway）を完全に止めてしまうことです[55]。

白血球（マクロファージ）の食作用は、生命体の形態形成維持（morphostasis）の根幹をなします。私たちの細胞が健やかに育つ〝場〟（生命場）の汚れをきれいにクリーンナップするのが食作用です。

食作用がオメガ3系のプーファ（ＰＵＦＡ）でダメージを受けると、生命の〝場〟が歪みます。

このことがガンや自己免疫疾患の発生につながるのです[56]。

ハダカデバネズミ（毛がなくて出っ歯が特徴）は、ネズミの仲間でも長寿で知られています。

[図15] 長寿の動物はプーファ（オメガ3）が少ない！

- ハダカデバネズミは同じ大きさのネズミに比べて10倍長生き。DHAの含有量が他のネズミの 1/10!!

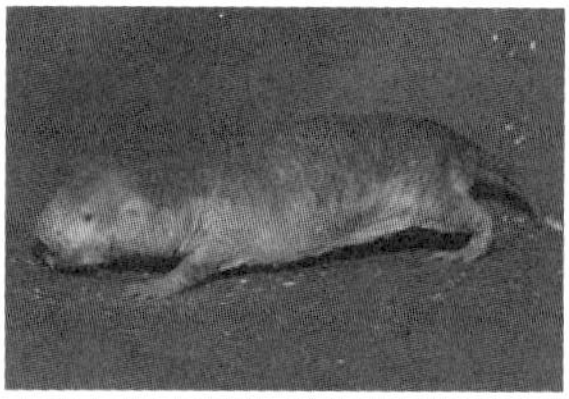

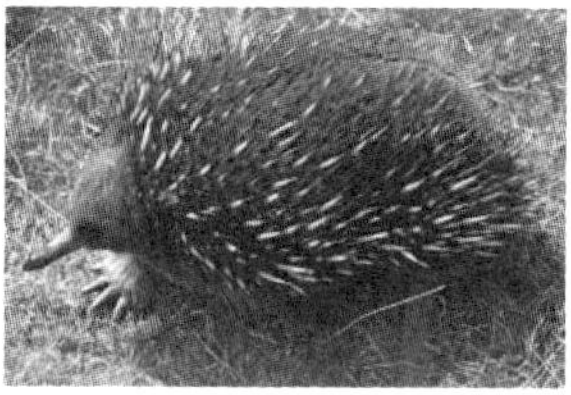

ハダカデバネズミは同じサイズのネズミと比較して、10倍長生きする。
ハダカデバネズミは他のネズミと比較してDHA（オメガ3）の蓄積量は1/10である。
体内にプーファが少ないほど、健康度が高く、寿命は延びる。

ハダカデバネズミは、同じサイズのネズミよりも八～九倍長生きします。ハダカデバネズミの組織内ＤＨＡ濃度は、ちょうど普通のネズミの八分の一に抑えられています[57]（図15）。

ハダカデバネズミは組織内ＤＨＡ濃度が低いので、通常のネズミより、アルデヒド（過酸化脂質）の形成が少なくてすみます。

ネズミの組織内ＤＨＡ濃度の差が寿命にダイレクトに反映されているという事実は、アルデヒド（過酸化脂質）の毒性を考える上でとても興味深い現象です。

第3章

プーファ(PUFA)と美容・健康

プーファ（PUFA）の生理作用

プーファ（PUFA）が持つ生理作用を整理してみましょう。

○フリーラジカルズ（活性酸素種、活性窒素種）の産生
○タンパク質分解酵素ブロック
○炎症の加速
○タンパク質結合
○エネルギー代謝低下（ミトコンドリア代謝障害）

などに大別できます。

このなかで、私たちにとって大切なのは、タンパク質分解酵素をブロックするという作用です。このブロックによって私たちの身体はさまざまな影響をうけます。（図16）

[図16] プーファ（オメガ3&6）のタンパク質分解酵素ブロック

◆食物中のタンパク質の消化
　➡ タンパク質不足、自己免疫疾患

◆甲状腺ホルモンの産生
　➡ 甲状腺機能低下！

◆血栓の除去
　➡ 脳卒中、心筋梗塞、血管閉塞症

◆異物、老廃物の貪食
　➡ 感染、ガン

◆コラーゲン線維の新陳代謝
　➡ エイジングスキン

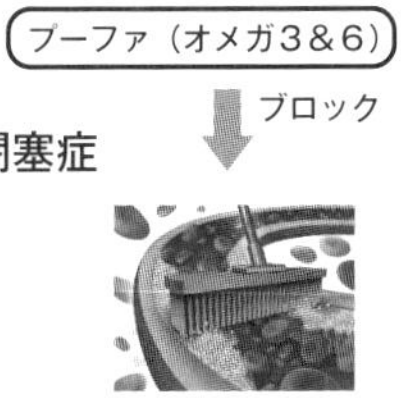

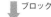

プーファ（オメガ3&6）から発生したアルデヒドは、タンパク質を分解する酵素の働きをブロックする。タンパク質を分解できないと、消化吸収も悪くなる。体内でエネルギーを産生するのに、最も重要なホルモンである甲状腺ホルモンの産生もタンパク質分解が必要なので、ブロックされる。プーファによって甲状腺機能低下症が起こる。
さらに一度詰まった血管の血栓を溶かすのもタンパク質分解酵素の働き。その働きをプーファがブロックするため、血管は詰まったままになる。これによって、脳卒中・心筋梗塞などが起こる。
また体内に溜まったゴミ処理（食作用）としてタンパク質分解酵素が必要。ゴミ処理がブロックされると、感染症、自己免疫疾患やガンになる。
美容でもてはやされるコラーゲンも新陳代謝しないとダメージを受けて硬くなって変性したコラーゲンが蓄積してくる（シワの原因）。このようなダメージを受けたコラーゲンを溶かして処理するのもタンパク質分解酵素の働き。プーファが蓄積するとシワが増える。

肌のシミ、シワもプーファ（PUFA）が原因！

オメガ3系、オメガ6系いずれのプーファ（PUFA）も、酸素の存在下では自動的に酸化され、アルデヒド（過酸化脂質）を形成します。

そして、このアルデヒド（過酸化脂質）はエネルギーを産生するミトコンドリアにダメージを与えることが最大の問題であることは前述しました。さらに、アルデヒド（過酸化脂質）は、私たちの体内のあらゆる構成物（タンパク質、遺伝子など）にくっついて、構造そのものを変化させてしまいます。

生命体にはタンパク質を吸収したり、ダメージを受けたタンパク質を分解したりする酵素が備わっています。

これを「タンパク質分解酵素（protease：プロティース、プロティエイス）」といいます。代表的なものとして、トライプスン（trypsin：トリプシン）、カイモタライプスン（chymotrypsin：キモトリプシン）などがあります。

この酵素は新陳代謝にとって非常に重要なキープレイヤーです。古くなって錆びついたタンパク質や異常なタンパク質を分解する作用を持ちます。また、それによってまた新しいタンパク質を作る材料を提供してくれます。

つまり、タンパク質の新陳代謝にはタンパク質分解酵素（protease：プロティース、プロティエイス）は欠かせない存在です。


皮膚の弾力性（ぴちぴちした肌）の主体はコラーゲン、エラスチンといったタンパク質です。

このコラーゲン、エラスチンといったタンパク質も、プーファ（PUFA）や放射線などによるダメージによって変性（老化）していきます。

変性・老化したコラーゲン、エラスチンが蓄積すると、皮下組織が硬くなり、いわゆる「しわ」が目立つようになります。

このようなダメージを受けたコラーゲン、エラスチンもタンパク質分解酵素（protease）で分解されて、新陳代謝することではじめて肌はいつまでもハリを保てます。

このタンパク質分解酵素（protease）というタンパク質（酵素）にも、あのアルデヒド（過酸化脂質）が結合してその働きをブロックしてしまいます。

そして、このタンパク質分解酵素（protease）というタンパク質（酵素）にアルデヒドが結合した物質は、他のタンパク質分解酵素（protease）によっても分解されません[58]。

これによって、変性・老化したコラーゲン、エラスチンの新陳代謝がブロックされることで皮膚のシワ、老化が目立つようになります。

さらに、老化肌の指標ともなるシミ。

シミは老人斑《ろうじんはん》ともいわれるものですが、正式には「リポフシン（lipofuscin：リポファッシン）」といいます。

「リポフシン」（lipofuscin）の名前は、濃い色の脂肪（dark fat）から由来しています。老人斑、セロイド色素、肝斑《かんぱん》などはすべて「リポフシン」（lipofuscin）です。

[図17] シミ、動脈硬化の原因は同じ

➢ 動脈硬化巣には老人斑（リポファッシン）蓄積

リポファッシン（lipofuscin）

鉄＋不飽和脂肪酸＋エストロゲン etc.

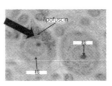

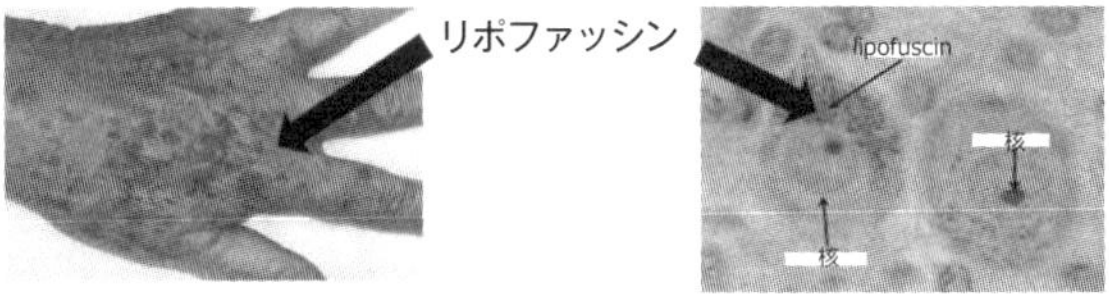

酸素を消費し、活性酸素種を発生！

プーファ（オメガ3＆6）が鉄、エストロゲンなどの存在下で酸化されてできた色素物質を「リポファッシン（リポフシン)」という。老人斑や肝斑といわれるシミも「リポファッシン」である。

「リポファッシン」は皮膚だけでなく、全身の臓器に沈着する。動脈の壁にこのシミが沈着したものが「動脈硬化」とよばれる動脈の変性。

「リポファッシン」は、プーファがその本体なので盛んに酸素を消費し、活性酸素種を産生。周囲の酸素を奪うため、周囲の組織は“酸欠”になり、エネルギー代謝が低下していく。さらに、「リポファッシン」を掃除しようとしたマクロファージ（白血球）なども死滅させ、炎症が拡大する。それによって、「リポファッシン」近傍から病変が拡大していく。

「リポフシン」(lipofuscin) は、タンパク質にアルデヒド、鉄、エストロゲンなどが結合した変性タンパク質がその本体です[59][60][61]。アルデヒドがタンパク質に結合した物質ですから、一度形成されるとタンパク質分解酵素でも分解されません[62]。だから一度できたシミは消えないのです。(図17)

この「リポフシン」(lipofuscin：リポファッシン) は、アルデヒドとタンパク質の結合体ですから、プーファ (PUFA) の摂取量を減らせば、それだけシミが減るはずです。実際に、プーファ (PUFA) を減らしたカロリー制限食などで「リポフシン」(lipofuscin) の蓄積が減少することが示されています[63]。「リポフシン」(lipofuscin) は、肌のシミだけではありません。全身の臓器にも同じようにシミが形成され、組織にダメージを与えます。

そのため、「リポフシン」(lipofuscin) の蓄積量が多いほど寿命が短くなります[64]。

加齢臭・腋《わき》臭《が》・口臭もプーファ（PUFA）が原因！

現代人は年齢を重ねると特有の体臭を発します。

これは加齢とともに蓄積したプーファ（PUFA）が皮脂として皮膚上に分泌されて、それが酸化することで形成されるアルデヒド（「トランス2ノネナール」「ヘキサナール」など）のためです[65][66][67]。

これら皮膚上で形成されるアルデヒドは、揮発性有機化合物（VOCs :volatile organic compounds）といいます。プーファのクッキングオイルを使用した炒め物・揚げ物料理と同様に、揮発（気体となる）して空気中に漂うのです。

この体臭の原因となるプーファ（PUFA）を分泌する腺を「アポクリン腺」といいます。

何度か国際線でインド人、欧米人と席が隣どうしになったことがありましたが、その強力な体臭にノックアウトされました。一般的に、欧米人は日本人よりもこのアポクリン腺が多いため、食事でプーファ（ＰＵＦＡ）摂取量が多くなるほど〝アルデヒド臭〟が強くなります。

ヨーロッパでの香水の発達も、このアルデヒド対策だったのです。彼らが香水をつける理由がよく分かります。

日本人は欧米人よりもこのアポクリン腺が少ないため、体臭がきつくないとされています。しかし、現代の日本人は、プーファ（ＰＵＦＡ）蓄積量が半端ではありません。そのため人によっては若いときから腋臭《わきが》などの体臭が強いひとも多いです。腋臭もアルデヒドの揮発です。

ちなみにアポクリン腺の多少は、耳垢《じこう》の性質をみればわかります。

乾いてかさかさの耳垢のひとはアポクリン腺が少なく、ベタッと湿っている耳垢の人はアポクリン腺が多いです。

特にベタッと湿っている耳垢の人は、体臭の面からもプーファ（ＰＵＦＡ）の蓄積に要注意です。

また、口臭もプーファ（ＰＵＦＡ）蓄積と深く関係しています。

口臭は、ローマ時代から病気の診断に用いられてきた経緯があります[68]。

漁業の盛んな地域の病院にかつて勤務したことがありました。よく外来で、夫婦で来られて、「夫の口臭がひどい」という訴えをされることがありました。歯の治療をしても口臭が治らないといいます。

私はすぐにピンときて、「ご主人は何をよく食べられますか？」と尋ねると、決まって魚の刺身といいます。

これは魚の油、つまりオメガ3系のプーファ（ＰＵＦＡ）が酸化してできるアルデヒド（ヘキソナール、アイソプラストンなど）がその口臭の原因です。

口臭が魚臭い場合、昔から肝臓病があるといわれます。その原因がプーファ（ＰＵＦＡ）あるいはすでにプーファ（ＰＵＦＡ）が酸化して大量に形成されたアルデヒドの蓄積ですから、肝臓病のみならず、ガンを含めたあらゆる慢性病が隠れている、あるいは発症する可能性が高いと推測できます。

糖尿病の直接の原因もプーファ（ＰＵＦＡ）の蓄積によるものです。

実際に糖尿病の人の血糖値を判定するのにも、口臭に含まれるプーファ（ＰＵＦＡ）の酸化物（ケトン体、アルデヒド誘導体など）が指標になります[69][70]。

イヌの優れた嗅覚を利用して、人間の吐いた息を嗅いでもらって診断に役立てようという試みがなされています。

たとえば肺がん、乳がんなどでは既存の検査よりも鋭敏どころか、ほとんど一〇〇パーセントに近い正解率で見分けることができます[71][72]。

ガンは、プーファ（ＰＵＦＡ）の酸化が盛んに起こって大量のアルデヒドが発生しています[73][74]。イヌは、呼気中のアルデヒドを検出することでガンを判別しているのです。

ガンの検査としてはとても有効ですが、毎回猛毒のアルデヒドを嗅がされるイヌはたまったものではありません。

ガンとプーファ（PUFA）

プーファのターゲットとして重要なのは、細胞のエネルギー産生所のミトコンドリアです[75]。

プーファの酸化によって形成されたアルデヒドは、ミトコンドリアの内膜を形成するタンパク質に結合してエネルギー産生をダイレクトに障害します[76][77]。

ガンの発生と増殖は、アルデヒドがミトコンドリアのタンパク質に結合することによって起こります[78][79]。

これは考えてみれば当然で、細胞が安心して健康に新陳代謝する生命場はエネルギーなしでは維持できません。ミトコンドリアのエネルギー供給がなくなれば生命場が維持できなくなりますので、細胞は悪性化していきます。

アルコールの代謝で産生されるアルデヒド（アセトアルデヒド）の蓄積が東アジ

アの食道ガン、胃ガン、咽頭がんに関係していることは前述しました。これは、アセトアルデヒドを無毒化する酵素自体にアルデヒドが結合し、その働きをブロックすることによります。

動物実験では高プーファの食餌を与えるとガンの転移を促進することも分かっています[80]。

動脈硬化、脳梗塞、心筋梗塞の原因もプーファ（PUFA）

脳梗塞・心筋梗塞などでは重要な血管が血餅《けっぺい》（血液の餅。血液とタンパク質の凝固物）で詰まっています。

この血餅を溶かすのもタンパク質分解酵素（protease）の働きです。プーファ（PUFA）から自動的に形成されるアルデヒドによって、タンパク質分解酵素（protease）の働きがダメージを受けると、血管に血餅が詰まったままになります。

これが脳に起これば脳梗塞。心臓の血管に起これば心筋梗塞。深層の静脈に起これば深部静脈血栓症（エコノミー症候群）です[81]。

一時的に脳の血管が詰まって意識を失ったり、麻痺が出たりすることがあります。これを一過性脳虚血発作（ＴＩＡ）といいます。

一過性脳虚血発作（ＴＩＡ）は、いったんは詰まった血管が、タンパク質分解酵素（protease）によって血餅が溶かされることで血流が再開し、症状が消失する病態です。

たいていは二十四時間以内に回復するのですが、体にプーファ（ＰＵＦＡ）が蓄積していると、恒久的に血管が詰まったままになるのです。

動脈硬化は、ＬＤＬコレステロール中のプーファ（ＰＵＦＡ）から形成される猛毒物質のアルデヒド（アクロレイン、ＭＤＡ、４－ＨＮＥなど）が原因です[82][83][84][85]。

アルデヒドを蓄えたＬＤＬコレステロール（酸化ＬＤＬコレステロール）は、場を乱す物質として判断されるため、ファゴサイト（食細胞：マクロファージ）によって貪食されます[86][87]。

しかし、このアルデヒドという猛毒物質はファゴサイト（食細胞：マクロファージ）に取り込まれても、消化されずに残ります[88][89]。それによって、機能を失ったファゴサイト（食細胞：マクロファージ）は泡状に変性し（泡沫細胞といわれる）、血管の壁に集積します。

これが動脈硬化の初期にみられる変化です。

ファゴサイト（食細胞：マクロファージ）がアルデヒドを蓄えたＬＤＬコレステロール（酸化ＬＤＬコレステロール）を処理できなくなると、次には抗体が掃除役として登場します[90]。自己免疫疾患と同じく、この過程で激しく炎症を起こします[91]。

この反応が繰り返されることで、血管の壁が変性・膨張し、やがて血管を閉塞してしまいます。

さらにアルデヒドは鉄、エストロゲンといった炎症性物質の存在下で、前述した

「リポフシン（lipofuscin：リポファッシン）」というシミを形成します。

この「リポフシン」（lipofuscin）は、肌のシミの本体ですが、血管の壁にも形成されます[92]。

この血管壁にできた〝シミ〟は周囲の酸素を奪うため、周囲の細胞が酸欠状態になります。これによってシミの周囲の組織もミトコンドリア機能が低下し、機能・構造がダメージを受けます[93]。

このシミを掃除しようと飲み込んだファゴサイト（食細胞：マクロファージ）もやはりアルデヒドに負けて変性し、泡沫細胞になってしまいます。

実際に泡沫細胞になったファゴサイト（食細胞：マクロファージ）にも多数の「リポフシン」（lipofuscin）が形成されています[94]。

動脈硬化、溶けない血餅および血管の〝シミ〟という「アルデヒド相乗効果」によって血管の内腔が狭くなるのが狭心症、あるいは完全に詰まるのが脳梗塞・心筋梗塞・深部静脈血栓症の本態なのです。

消化とプーファ（PUFA）

消化管（小腸）の中でタンパク質分解酵素（protease：プロティース、プロティエイス）が働かないと食事中のタンパク質は、分解・吸収することができません。食事中にプーファ（PUFA）あるいはそれから形成されるアルデヒドが多いほど、タンパク質を分解する酵素の働きがブロックされますから、タンパク質の消化が悪くなります。

小腸では、容易に消化できないデンプン質からもアルデヒドが発生します。これは、小腸に存在するバクテリアが難消化性のデンプン質を発酵することで産生されます。

このアルデヒドによって小腸粘膜細胞がダメージを受ける（小腸粘膜細胞中のタンパク質にアルデヒドが結合して変性させる）と、栄養素の吸収障害が起こるだけでなく、アルデヒドが血液中に入って頭痛や慢性疲労などのさまざまな症状が出てきます[95][96]。

小腸で免疫防御物質を分泌する免疫細胞（パネス細胞：Paneth cell）にもアルデヒドはダメージを与えて減少させることも分かっています。ちなみに小腸粘膜細胞に吸収されやすいのは、オメガ3系のプーファからできるアルデヒドです[96]。

これでリーキーガット（腸管漏出症候群）になると、消化されず分解されていないタンパク質が抗原となって炎症を引き起こす可能性があります。食事で、過量の酸化されやすいプーファ（ＰＵＦＡ）とタンパク質を同時摂取するのはとても危険なのです。

食事中のプーファは、小腸から吸収されて血液中にアルデヒドを供給するだけでなく、栄養の吸収器官である小腸そのものにダメージを与えるのです。

植物の種子そのものが、このプーファの消化吸収にダメージを与える作用を利用しています。捕食動物の消化管の中で消化されないように消化酵素＝タンパク質分解酵素（protease）をブロックするプーファを戦略的に備えています[97]。

植物にとってはプーファ（ＰＵＦＡ）とそのアルデヒドによる消化酵素ブロック作用は、子孫を残すためにも必要なのです。しかし、私たちが植物油脂（種のプーファ）を摂取すると、自動酸化されてアルデヒドに変身しますから、とても危険な物質となるのです。

自己免疫疾患とプーファ（ＰＵＦＡ）

自己免疫疾患とは、変性した自分の細胞・組織に対して抗体ができ、慢性的に炎症が持続する病態です。

細胞・組織を変性させるのはやはりプーファ（ＰＵＦＡ）が酸化されてできるアルデヒドです。

アルデヒドはタンパク質を構成するアミノ酸のイオウ（thiol：サイオール）やアミンに強固に結合します[98][99]。

アルデヒドが結合した細胞内外タンパク質は変性する（抗原となる）ので、この

〝ゴミ〟を処理しようと抗体が登場するのです。

自己免疫疾患では、オメガ6系植物油脂のプーファ（ＰＵＦＡ）から形成される４－ＨＮＥ（4-hydroxynonenal）というアルデヒド結合タンパクの血液濃度が異常に高いことが以前から知られていました[100]。

自己免疫疾患の代表であるシェーグレン症候群や全身性エリテマトーデス（ＳＬＥ）などでは、アルデヒドが特殊なタンパク質に結合して変性したものや、アルデヒドが遺伝子（ＤＮＡ）結合したものに抗体ができることが慢性炎症の原因となっています[101][102]。

そしてこれらのアルデヒド結合タンパクや遺伝子が多いほど、炎症・症状が強くなります[103]。

自己免疫疾患動物モデルではプーファ（ＰＵＦＡ）を食餌からなくすと症状（炎症）が低下していきます[104]。

神経疾患とプーファ（PUFA）

脳は脂質がリッチで、酸素消費も全体の二〇～三〇パーセントにのぼる器官です。当然、脳にたまる脂肪がプーファであれば、酸素と反応してアルデヒドが大量に発生することは容易に想像できます。

実際に、過剰なプーファの酸化が自閉症、アルツハイマー病、パーキンソン病、筋委縮性硬化症（ALS）、ハンチントン舞踏病、ダウン症、クロイツフェルト・ジャコブ病（CJD）などで報告されています[105][106][107][108][109][110][111]。

アルツハイマー病では、変性したアミロイドというタンパク質が脳の神経細胞に蓄積します。これは、アミロイドタンパクにアルデヒドが結合して、分解できなくなった変性タンパク質です[112]。

このアルデヒドが結合したアミロイドタンパクはさらにプーファを酸化させて大

量のアルデヒドを発生させます[113]。

これによって大量の脳細胞が死滅するため、記憶などの脳機能が失われていくのです。

パーキンソン病もプーファから形成されるアルデヒドと結合した変性タンパク質（Lewy body：ルーイボディ〈レビー小体〉）が神経細胞に蓄積することで神経細胞死が起こり発症します[114][115]。

自閉症では重症度と尿中アルデヒド濃度が比例関係にあることも報告されています[116]。

プーファ（PUFA）の代謝物質も危険

プーファ（オメガ3＆6）は酵素によって代謝を受けると、炭素のバックボーンの鎖が長くなり、かつ二重結合（不飽和結合：酸素と反応しやすい二重結合：C＝C）が増えます。

オメガ6の大本を「リノール酸」と呼びます。

リノール酸が代謝されるとできる重要な物質に「アラキドン酸」があります。

アラキドン酸は、細胞内に存在するリン脂質が放射線などによって分解されたときに形成されるプーファです。

オメガ3の大本を「リノレイン酸」と呼びます。リノレイン酸が代謝されるとEPA（魚油）、DHAというさらに長鎖の二重結合（不飽和結合）の多いプーファに変換されます。（図18）

「リノール酸」（オメガ6プーファ）からできるアラキドン酸は結合のあまり手が四つあり、DHA、EPAに次いでアルデヒドを形成しやすい物質です。アラキドン酸はさらに酵素によって炎症性物質にも変換されます。

具体的にはプロスタグランディン、ルーコトライエン（ロイコトリエン）、スロンボキスィン、ライポキシン（リポキシン）といった物質に変換されます。

[図18] プーファ（オメガ3＆6）の代謝経路

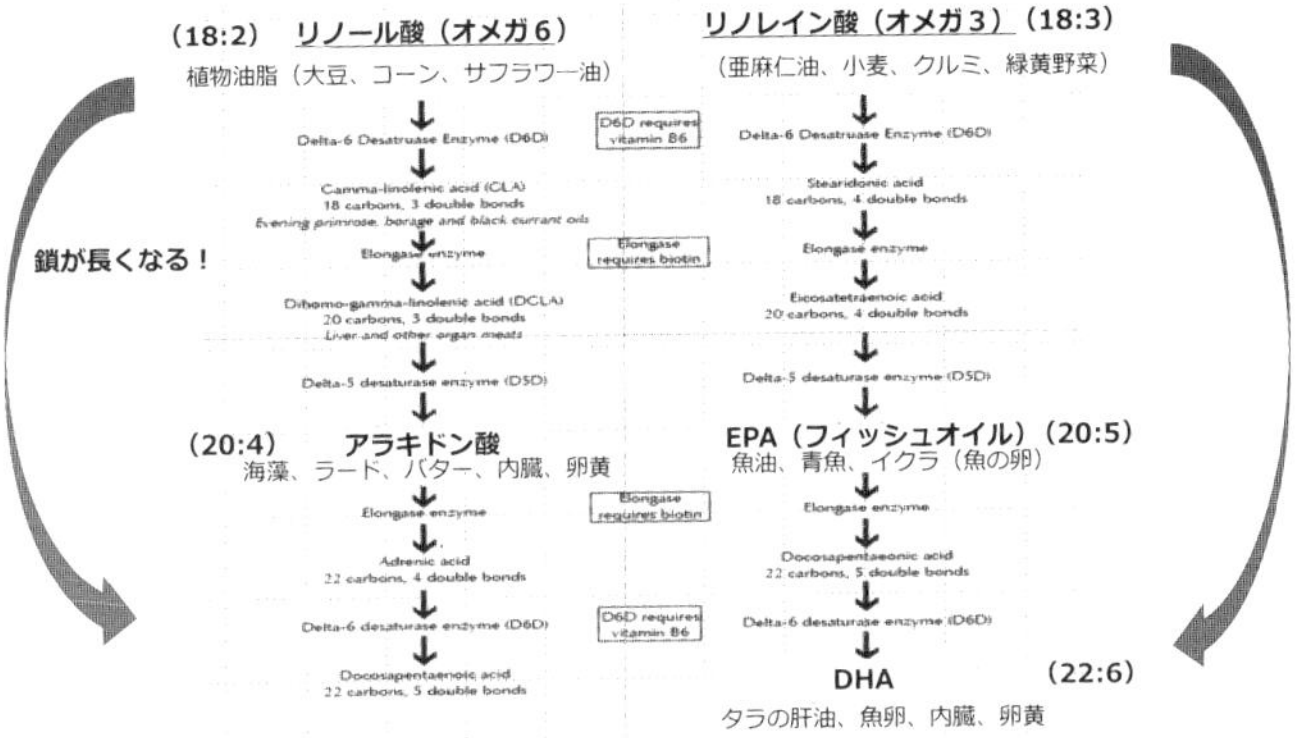

プーファ（オメガ3＆6）は、自動酸化される一方で、酵素によっても代謝される。オメガ6（18：3）は、炭素（C）の鎖の長さが18個。炭素の二重結合（C＝C）が3つあるという意味。オメガ6の最初は、リノール酸（18：3）という。種子を搾って抽出した油はすべてリノール酸。このリノール酸が酵素で代謝されて、炭素（C）の鎖が長くなっていく。

その代謝物で重要なプーファはアラキドン酸。アラキドン酸は（20：4）で炭素（C）の鎖の長さが20個。炭素の二重結合（C＝C）が4つある。アラキドン酸はさらに代謝されるとエイコサノイドという炎症性物質を産生する。

オメガ3の最初は、リノレイン酸（18：3）という。炭素（C）の鎖の長さが18個。炭素の二重結合（C＝C）が3つある。亜麻仁油に豊富の主成分。

リノレイン酸が酵素で代謝されて、まずEPA（魚油）ができる。EPA（魚油）は、（20：5）で、炭素（C）の鎖の長さが20個。炭素の二重結合（C＝C）が5つある。

次に、EPA（魚油）が酵素で代謝されてできるのがDHA。タラの肝油の主成分。

DHA.は（22：6）で、炭素（C）の鎖の長さが22個。炭素の二重結合（C＝C）が6つある。

このようにオメガ6系、オメガ3系のいずれも酵素で代謝されると、炭素（C）の鎖が長くなり、炭素の二重結合（C＝C）の数が増える。炭素の二重結合（C＝C）の数が増えるほど、酸化されやすい。したがって、酸化されやすさの度合いは、DHA>EPA>アラキドン酸＞リノレイン酸＞リノール酸となる。

これらアラキドン酸の誘導体を総称して「エイコサノイド」とよびます。

エイコサノイドには炎症をオンにするものと、オフにするものがありますが、アラキドン酸から誘導されるエイコサノイドは炎症をオンにする物質です。（図19）

アラキドン酸の誘導体であるエイコサノイドは特に体内の炎症およびストレス反応をオンにします（ストレスホルモン、ストレスタンパクを放出）[117]。

この状態が長期になるとガンや心臓血管疾患をはじめさまざまな慢性病を来します[118]。

アスピリンの抗ガン作用はいまやメインストリームの医学でも太鼓判を押されていますが、これはアラキドン酸からの「エイコサノイド」合成をブロックする作用を持っています（アスピリンの抗ガン作用は他にも多数あります）。

前述したようにオメガ3系も大本のリノレイン酸から酵素で代謝されて、魚油（ＥＰＡ）、ＤＨＡとさらに結合の手があまる（炭素の二重結合が増える）物質に変

[図19] プーファ（オメガ3＆6）からのエイコサノイドの生成（酵素反応）

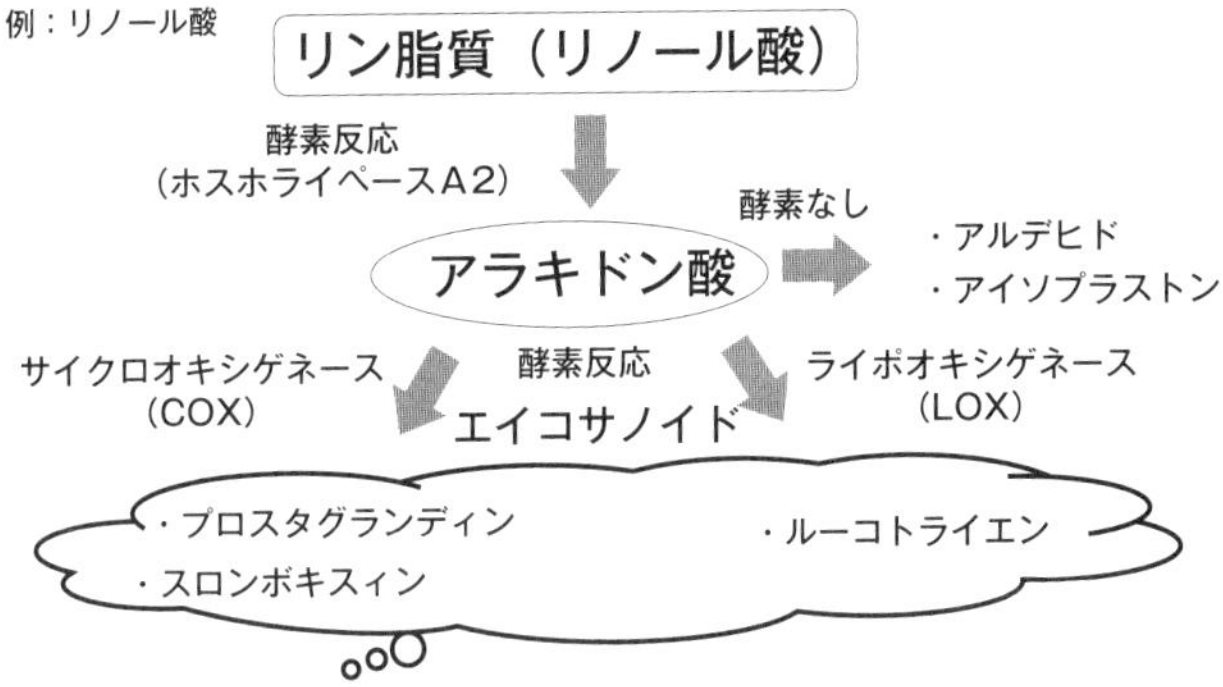

オメガ6系プーファから代謝されてできるアラキドン酸やオメガ３系の代謝産物からさらにエイコサノイド（E eicosanoids）とよばれる物質が産生される。
とくにアラキドン酸から産生されるエイコサノイドには、プロスタグランディン（プロスタグランジン）、ルーコトライエン（ロイコトリエン）、スロンボキスィンがある。
これらの物質は炎症性物質で、ガン、心臓血管疾患、自己免疫疾患、認知症などのさまざまな慢性病発症に関係している。
細胞の構成材料であるリン脂質は、放射線などのストレスを受けると、ホスホライペースという酵素が活性化し、リン脂質を溶かしてアラキドン酸を大量に産生する。細胞の構成材料のリン脂質にプーファが多いほどアラキドン酸がストレスによって大量に発生することになる。
ガンなどのあらゆる慢性病に効果のあるアスピリンは、アラキドン酸からのエイコサノイド産生をブロックしてくれる。
オメガ３＆６の２つのプーファの横綱は、
〇酸化されてアルデヒドになる
〇代謝されてエイコサノイドになる
ことで生命体にとって非常に危険である。

化していきます。

そして魚油（ＥＰＡ）、ＤＨＡもアラキドン酸と同じように代謝されて「エイコサノイド」を放出します。こちらのオメガ３系で作られる「エイコサノイド」は、炎症をオフにする作用を持ちます。

これがオメガ３の炎症抑制による健康効果と一般的に言われていますが、大きな誤解です。私たちが免疫とよんでいる営みの中心は食細胞（マクロファージなど多数の細胞がある）によるゴミ掃除です。オメガ３から形成される過酸化脂質は、食細胞（ファゴサイト）内での必要な炎症を止めてしまう（食作用をストップする）働きを持っています[54]。

その結果、〝生命場〟にゴミが散らかったままになります。ゴミが散乱していると生命場で病的な炎症が起こります。これが長期間に及ぶことで、オメガ３はガン、自己免疫疾患などの慢性病を引き起こすのです[55]。これはステロイドの長期投与による発ガンと同じ現象です。

オメガ3系プーファの免疫を廃絶してしまう働きは、ちょうど数十年間も炎症性疾患に使用されていた放射線と同じです。

放射線をあてると免疫細胞を完全に破壊することが可能です。短期的には免疫を廃絶することによって、炎症を鎮火させることができるのです。

しかし、放射線治療は数十年後になって組織の萎縮（細胞死）、線維化、そしてガンを発生させます。放射線治療を行った当の本人である医師たちは、数十年後にはすでに引退していますので、自分たちが行った放射線治療が致命的な影響を及ぼしていることを目の当たりにすることができません。

これと同じで、オメガ3系のプーファが代謝されてできる「エイコサノイド」の免疫廃絶は数十年後には必ず甚大な影響を及ぼします。

ただし、オメガ3系のプーファは自動酸化されて猛毒のアルデヒドも発生させますので、ステロイドや放射線より重篤な悪影響が長期的には出るはずです。

プーファの東の横綱であるオメガ6、そして西の横綱であるオメガ3。

いずれからも「エイコサノイド」が産生されますが、いずれも慢性的に上昇しているとさまざまな病気を引き起こします。

以上をまとめると、この二つのプーファの横綱は、

○自動酸化されてアルデヒドになる
○代謝されてエイコサノイドになる

このいずれも過剰になると生命場がゆがめられて、上記のように美容・健康に多大な悪影響を及ぼします。

第4章

なぜプーファ(PUFA)が蔓延しているのか?

オメガ6、オメガ3は〝必須脂肪酸〟(?)
——第一次〝プーファ虚偽〟

約一万年前の農耕革命、そしてまもなくそれに続いた牧畜革命によって、人類はプーファ（ＰＵＦＡ：多価不飽和脂肪酸）という不安定で危険な油と直面することになりました。

そして近代になって加工食品革命による植物油脂の蔓延、調理法の変化、魚の摂取量増大などによってさらにプーファの蓄積が進行しています。

したがって、現代社会ではそのプーファ摂取量は、狩猟採集時代はいうに及ばず、農耕・牧畜革命当時と比較しても何百倍もの量に達しています。

なぜこのような事態になったのでしょうか？

近代とプーファの関係を少し振り返ってみましょう。

一九二九年に二つの〝必須〟脂肪酸（EFA：Essential Fatty Acids）が〝発見〟されました。その二つとは、まさにプーファの二大横綱、リノール酸（オメガ6、いわゆる一般の植物油脂）とリノレイン酸（オメガ3、亜麻仁〈アマニ〉油がその代表）です。

なぜこの二つのプーファを〝必須〟栄養素としたのか？

それは、この二つのプーファフリー（プーファ抜き）の食餌を与えたラットに皮膚炎などの慢性炎症症状が生じたというバー（Mildred Burr）たちの実験結果が基になっています[119]。

ところが、後年になってこの実験は、誤りであることが証明されました。それはこの二つのプーファ（PUFA）がない食餌でも、ビタミンB_6やミネラルを与えると皮膚炎などの慢性炎症症状がなくなったからです[120][121][122]。（図20）

（このバーたちのラットの実験のオリジナル論文はすでに撤回されています）

これはプーファ（PUFA）フリーの食餌では、代謝が高まる（プーファはエネ

[図20] プーファ（オメガ3＆6）は必須脂肪酸か？

➢ バー病（Burr's disease）

ラットの実験で不飽和脂肪酸（オメガ3＆6）が不足したことで皮膚炎、慢性炎症症状が起こる

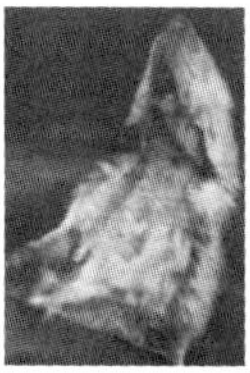

ビタミンB6、ミネラル不足と後に判明（<u>不飽和脂肪酸で代謝が低下</u>）

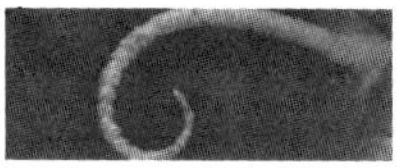

バー（Mildred Burr）たちによって1920年代に行われたラットの実験。

ラットにプーファ（オメガ3＆6）を完全に除去したエサを与えると、皮膚などに慢性炎症を起こしたことから、バーたちはプーファ（オメガ3＆6）を「必須脂肪酸」と定義した。

必須栄養素とは、自分の体内で合成できないため、それを摂取しないと何らかの障害がでるものである。

しかし、後の実験で、ラットの皮膚炎はミネラル、ビタミン不足で起こることが突き止められた（バーたちは後になって、自分たちの論文を撤回した）。

これはプーファ（オメガ3＆6）を除去した食餌では、エネルギー代謝が高まるためエネルギー源になる栄養素が不足したからラットの皮膚に炎症が出た。ビタミン、ミネラルなどの栄養素を補給すると、エネルギー代謝が回るため、ラットは健康になる。

実際にはプーファ（オメガ3＆6）を除去した食餌を与えると、ラットに自然にできるガンなどがなくなる。

プーファ（オメガ3＆6）が必須栄養素であるということを証明した研究は存在しない。

ルギー代謝を低下させる）ため、代謝に必要なビタミン（ビタミンB_6、biotin など）やミネラルが欠乏することで慢性炎症症状が出たということです。

一般に代謝が高まると代謝を回すために必要とされる栄養素量も増えます。

バー（George Burr）たちの論文には、その九年前（一九二〇年）に発表された実験が引用されています。その実験は、ファットフリー（脂肪抜き）の食餌を与えた動物実験で、何ら問題なく成長したというものです[123]。

しかも、バー（George Burr）たちの実験に先立つ二年前（一九二七年）には、ファットフリー（脂肪抜き）の食餌で自然に発生するラットの腫瘍がなくなることが報告されていました[124]。

バーたちはこのような先行する研究を知っていて、なぜプーファを〝必須〟脂肪酸としたのかは理解に苦しみます。

とにかくこのバーたちの実験報告は、植物油脂業界（シードオイル産業＝穀物メジャー）や魚油産業（フィッシュオイル産業）という当時から影響力が強い既得権益者にとっては願ってもないものでした。

シードオイル（植物油脂）、亜麻仁（アマニ）油やフィッシュオイル（魚油＝EPA）は、数百年もの間、ランプの燃料や塗料のニスとして使用されていました。

これらのプーファは炭素のバックボーンに結合のあまり手が多い（炭素どうしの二重結合が多い）ため酸化を受けやすく、乾きやすいという性質があるからです。（一方の飽和脂肪酸の代表であるココナッツオイルで木材などをコーティングしても乾かないのでベタついたままです）。

江戸時代の黒船来航のペリーもランプの燃料となるクジラの油を追って、日本までやってきたのです。欧米もクジラ狩りを一九五〇年代まで行っていました。

ところが、石油を原料とする安価な製品の開発によって、亜麻仁（アマニ）油やフィッシュオイル（EPA）などのプーファの燃料やニスとしての利用の歴史に終止符が打たれました。

石油製品の登場によって、行き場をなくしたシードオイル産業、フィッシュオイル産業は、バーたちの先行する実験報告を利用しない手はありません。

さっそく〝必須〟脂肪酸とよばれるプーファ（特にシードオイル：リノール酸）

が体に良いという研究が一九六〇年頃からさかんに発表されるようになります。

これは第一次の「プーファ虚偽」(プーファ共謀説:the unsaturated fat conspiracy)と欧米の識者の中で呼ばれているものです。

「飽和脂肪酸悪玉説」の虚偽

一九八〇年ころから、バーたちの実験結果を後押しする疫学的調査が報告されます[125]。同時に飽和脂肪酸、コレステロールが心臓血管疾患をもたらすというデマも流れ始めました[126]。

この流れを決定付けたのが、米国の生理学者であるアンセル・キーズ(Ancel Keys)のかの有名な「Seven Countries Study」(七つの国の疫学的調査)とよばれる疫学的調査です。

これはシードオイル産業など多国籍企業の元締めである米国の財団の資金によってなされたものですが、この七つの国の調査から、「動物性脂肪(飽和脂肪酸、コレステロール)は心臓血管疾患のリスクを高める」(いわゆる「飽和脂肪酸悪玉説」:

the lipid hypothesis, diet-heart hypothesis）という誤った結論を流布させました。

まず基本的なことになりますが、キーズたちが行ったような疫学的調査では因果関係は言えません。たとえ、調査した人々の動物性脂肪の摂取と心筋梗塞の関係が統計学的に証明されても、「動物性脂肪が心筋梗塞を引き起こす」とは言えないのです。ダイレクトに動物性脂肪を与える実験で、統計学的にも有意に心筋梗塞を起こすことを証明してはじめて因果関係と言えるのです。

さて、このキーズのデータは後になって虚偽であることが証明されました。彼は二十二の国のデータ収集を行ったのですが、自説の「飽和脂肪酸悪玉説」に合致する都合のよい七か国のデータのみを収集（cherry-picked）していたのです[127]。（図21）

実は、アンセル・キーズ（Ancel Keys）は、「Seven Countries Study」（七つの国の疫学的調査）に先立つ一九六八〜七三年に、米国のミネソタで行われた脂質の大規模な臨床実験を指導していました。これはプーファのコーンオイルと飽和脂肪

[図21] 米国の穀物戦略

Ancel Keys (January 26, 1904 - November 20, 2004)

▶ 1950~: "The Seven Countries Study"
疫学的調査で「動物性脂質摂取と心臓病に関連性あり」

▶ 植物性オイル(コーン、大豆)、穀物を推奨

⬇

実際はこれに反する結果をすべて抹消してデータ操作
(22の国の調査で脂質と心臓病に関連性がなかった)

1960年頃から動物性脂肪やコレステロールが心臓血管疾患を引き起こすといういわゆる「脂質仮説」というデマが流れだす。この流れを決定づけたのが、米国のアンセル・キーズ(Ancel Keys)の「Seven Countries Study」(7つの国の疫学的調査)。

キーズは、実際は22ヵ国の調査を行ったのに、自分の仮説に都合のよい7つの国の結果だけをまとめて、「動物性脂質の摂取が心臓血管疾患と関連している」とした(22ヵ国の調査では、関連はなかった)。そして穀物、植物性オイル(オメガ6系プーファ)が心臓血管疾患によいというデマを流した。

これが現代まで引き継がれている。

酸のバターを与えたグループ（コーンオイルの添加量が多い、コーンオイルの添加量が少ないという二つのグループ）の比較実験です。

この実験のデータからは、

○心臓血管疾患はコーンオイルをたくさん与えられたグループの方が高かった。

○コーンオイルはコレステロール値を低下させたが、心臓血管疾患や総死亡率を低下させることはなかった。むしろコレステロール値が劇的に低下したグループでは死亡率が高くなった。

○コーンオイルが多いグループは、少ないグループより二倍の心筋梗塞を起こしていた。

ことなどが二〇一六年の解析ではじめて明確になりました[128]。

しかし、二〇〇四年にキーズが亡くなったあとも二〇一六年になるまでこのデータは公開されないままだったのです（図22）。

ちなみにキーズが提唱した「飽和脂肪酸悪玉説」は、二〇一〇年の合計三十四万八千人のメタ解析によって完全に否定されています（飽和脂肪酸と心臓血管疾患は

[図22] 脂質仮説の虚偽年表

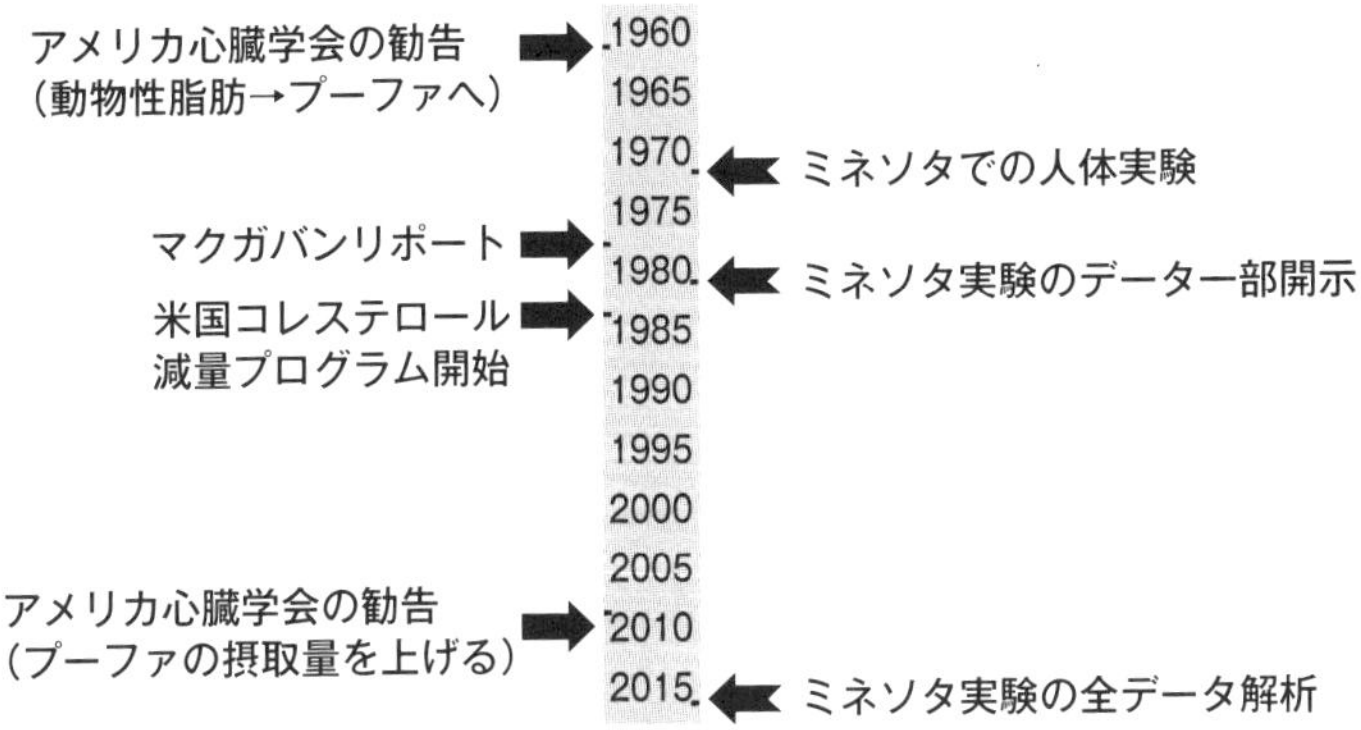

BMJ 2016;353:i1246

アンセル・キーズ（Ancel Keys）は、「Seven Countries Study」（７つの国の疫学的調査）に先立つ1968～73年に米国のミネソタで行われた脂質の大規模な臨床実験を実施。これはプーファのコーンオイルと飽和脂肪酸のバターを与えたグループ（コーンオイルの添加量が多い、コーンオイルの添加量が少ないという２つのグループ）の比較実験である。

この実験からは、

○心臓血管疾患は、コーンオイルをたくさん与えられたグループの方が高かった。

○コーンオイルはコレステロール値を低下させたが、心臓血管疾患や総死亡率を低下させることはなかった。むしろコレステロール値が劇的に低下したグループでは死亡率が高くなった。

○コーンオイルが多いグループは、少ないグループより２倍の心筋梗塞を起こしていた。

ことなどが2016年の解析ではじめて明確になった。しかし、2004年にキーズが亡くなったあとも2016年になるまでこのデータは公開されないままだった。

[図23] 穀物戦略：脂質—心臓病仮説と米国の食事ガイドライン

McGovern commission

- 1977 Dietary Goals for the United States
  飽和脂肪酸、コレステロールを減らし、穀物のような炭水化物を総カロリーの 55-60% まで増加させる

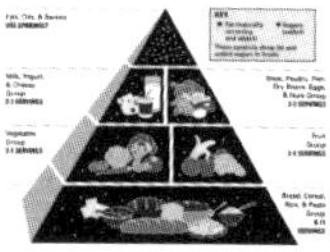

↓

USDA Food guidelines

- 1992 Food Pyramid : the low fat, high carb diet
- 2010 My Plate: the low fat, high carb diet

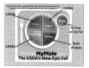

1977年には、キーズの研究の流れを受けて、悪名高い「マクガバーン・レポート」(McGovern report) が米国議会に提出される。これは「飽和脂肪酸、コレステロールを減らし、穀物を総カロリーの55～60%まで増加させる」という米国の食事ガイドライン。
このマクガバーン・レポート」(McGovern report) を受けて、1992年に米国農務省による「食事指針」(USDA Food guidelines)、いわゆる「フードピラミッド」(Food Pyramid) が発表される (2010年には「マイプレート」(My Plate) に名称変更)。
「穀物を増やして飽和脂肪酸を減らす」という米国の農務省が推奨する食事ガイドラインは、属国である日本の食事ガイドラインになる。日本も戦後、パン食が始まり、サラダ油（オメガ６系プーファ）などの植物油脂を調理油にした給食が提供されるようになり、一般家庭でも普及する。日本はだいたい米国の10~20年遅れで米国と同じ政策が施行される。

関係がない)[129]。

話が前後しますが、一九七七年には、キーズの研究の流れを受けて、これも悪名高い「マクガバーン・レポート」(McGovern report)が米国議会に提出されます。これは「飽和脂肪酸、コレステロールを減らし、穀物を総カロリーの五五〜六〇パーセントまで増加させる」という米国の食事ガイドラインでした。(図23)

このマクガバーン・レポート」を受けて、一九九二年に米国農務省による「食事指針」(USDA Food guidelines)、いわゆる「フードピラミッド」(Food Pyramid)が発表されます(二〇一〇年には「マイプレート」〈My Plate〉に名称変更)。穀物を増やして飽和脂肪酸を減らすというおなじみの内容です。

オメガ3系は身体にいい(?)
――第二次から第三次のプーファ虚偽

さて、一九六〇年ころから始まった第一次の「プーファ虚偽」(プーファ共謀説・・

the unsaturated fat conspiracy）のあと、これらオメガ6系プーファの害悪が明らかになるにつれ、今度はオメガ3系プーファであるリノレイン酸が体（心臓血管疾患など）に良いというデマが流れます。

これを第二次「プーファ虚偽」といいます。

そして、さらにオメガ3系の代謝産物である、さらにプーファ度が高い（不飽和結合が多い）フィッシュオイル（魚油＝ＥＰＡ）、ＤＨＡが、

- 赤ちゃんの知能を高める
- 目によい
- ガン、心臓血管疾患、肥満、自己免疫疾患などの慢性病の予防になる

などという喧伝が始まります。

これが現在も続いている第三次「プーファ虚偽」です。（図24）

フィッシュオイル（魚油＝ＥＰＡ）については、一九七〇年ころからそれを給餌した動物が長生きすると報告されるようになります。これはよく観察すると、酸化

［図24］プーファ（オメガ3＆6）虚偽の歴史

1 ST

- 1950~
  - ・不飽和脂肪酸（リノール酸）は心臓に良い
  - ・飽和脂肪酸、コレステロールは心臓に悪い

2nd

- 不飽和脂肪酸（リノレイン酸：オメガ3）は
  不飽和脂肪酸（リノール酸：オメガ6) より良い

3rd

- 不飽和脂肪酸（リノレイン酸：オメガ3）より
  EPA,DHA（より長い鎖）が良い

1950年以降は前述したバーの実験やキーズの７つの国の調査報告などによる脂質仮説（飽和脂肪酸は心臓血管に悪い）およびプーファ（オメガ６系）、穀物が体に良いというデマが流布した。これを第一次プーファ虚偽という。

その後、植物油脂のオメガ６系プーファが心臓血管疾患だけでなく、ガンなども引き起こすことが判明し、次にオメガ３系プーファはオメガ６系プーファより体に良いというデマが流される。これを第二次プーファ虚偽という。

そして最近は、オメガ３系でも不飽和度がより高い（より酸化されやすい）EPA（魚油）、DHAなどがさらに体に良いというデマが流布している。これを第三次プーファ虚偽という。

プーファの中でも、最もアルデヒドを産生する危険なEPA（魚油）、DHAを一番体によいとする産官あげてのデマは、悲劇としかいいようがない。

したフィッシュオイル（ＥＰＡ）の悪臭のため、それを混ぜられた食物を食べなくなることによるものと判明しました。いわゆるカロリー制限で長生きするのと同じです。（カロリー制限食は偶然にもプーファフリーになっているため長生きする）。

これが嘘だと思う方はご自分のペットのエサにフィッシュオイル（ＥＰＡ）を混ぜてみてください。食欲が徐々に減退していきます。

しかも、フィッシュオイル（ＥＰＡ）を含め、プーファはすべて代謝を低下させますから、栄養素の必要量も低下します（冬眠状態＝極度のストレス状態）。

これが家畜であると給餌飼料のコスト削減という〝利点〟になるのです。

フィッシュオイル（ＥＰＡ）は、室温で空気に触れただけで、二十四時間以内にアルデヒドが五〜六倍、四十八時間以内に十二倍も増加します[130]。

たとえ、食事の中にビタミンＥなどの抗酸化物質を入れてもフィッシュオイル（ＥＰＡ）からのアルデヒド発生の増加を止めることができません[131][132]。

魚がすぐに臭くなる（アルデヒド臭）のも、速やかに酸化するプーファの特性によるものです。

そして一九八〇年までにはすでにフィッシュオイル（ＥＰＡ）が、さまざまな動物・家畜の全身に動脈硬化やガンの原因となる「リポファッシン」(lipofuscin）を蓄積させて脳、筋肉、性腺などの組織が破壊する「イエローファット病（黄色脂肪症、全身脂肪組織炎）」を引き起こすことは広く知られていました[133][134][135][136]。

しかし、このようにプーファが家畜に深刻なダメージを負わせることは無視され、家畜にプーファの二大横綱である植物油脂や魚油を与えると早く太り、かつ食欲が減る現象が注目され始めます[137]。

これは家畜業界にとっては大幅なコスト削減（食費軽減）になりますし、早く家畜を太らせて市場に売ることができます。

そして石油の登場以来、マーケットを失ったシードオイル産業、フィッシュオイル産業にとっても打ち出の小槌です。

シードオイル産業、フィッシュオイル産業そして家畜業界にとってウィン－ウィン（win-win）の関係が構築できたのです。

草食動物である牛などに過剰に穀物やドライフィッシュを与えると、消化管がガスで充満して倒れたり、肝臓に膿がたまったり（肝膿瘍）することは一般の畜産従事者の間ではよく知られています。

私が見学した畜産場でも、牛に穀物を長期間与えると死んでしまうので、短期間だけ与えて早く太らせて屠畜していました。屠畜する直前はほとんどの牛は糖尿病の末期状態になっています。

このようなすでに過去に知れ渡っていた動物実験の結果は無視され、それ以降は前述したように主要な医学雑誌にオメガ3系プーファは人間の「体に良い」という論文がたくさん登場するようになります。

しかし、人間においてもオメガ3系プーファの健康増進作用は認められていません。

二〇〇一年にはノルウェーで四万二千六百十二人の男女にコッドリバーオイルを九年以上摂取させた調査では、なんら心臓血管疾患に対して効果がないという研究結果が報告されました[138]。

二〇〇四年にはフィンランドで二万九千百三十三人の男性についてフィッシュオイル、オメガ3系プーファの摂取とうつ病、自殺との関連を調べたものでも、その予防効果がなかったことが報告されています[139]。

フィッシュオイルやDHAに健康増進作用があるという研究論文は、実験モデルそのものが間違っていたり、ある指標（ほとんどは炎症反応）の短期的な効果などを報告したりしているもので、きちんとした実験デザインや長期的な影響を調べたものではありません。

オメガ3系プーファはEPA、DHAにいたっては最もアルデヒドを形成する危険な物質であることが認識され、そのアルデヒドがほとんどの慢性病に関与しているという研究が前述したようにたくさん報告されるようになりました。

いまやプーファ共同謀議とよばれる医学の歴史上で最大の虚偽は、ここに命運がつきたといってもよいでしょう。

プーファを薬として、あるいは食品（食品に紛れ込ませる）として販売するのは、今まで放射線やエストロゲンなどの発ガン物質を「体によい」と喧伝してきたのと同じ、「医療―多国籍企業―政府」のカルトであることが明らかになったと思います。

プーファは男性・女性の性機能を低下させます[140][141][142]ので、権力者たちの人口削減計画にも寄与しています。そしてプーファが原因となっている慢性病は、権力者が支配している医療カルトの中で医薬品の慢性投与という形で〝キャッチボール〟されます。

プーファと医薬品は「マッチポンプ」(プーファがマッチで、医薬品がポンプですが、いまや医薬品そのものもマッチになっている)という大きな図式があることを敏感に感じ取っていただければ幸いです。

米国の穀物戦略とは、実はプーファの普及というもっと奥深い意図をもったものであったのです。

真実はいくら隠ぺいしてもいずれは明らかになるものなのです。

魚油（EPA）、DHAのサプリメントは必要か？

魚油（EPA）・DHAはともに、プーファの中でも最も酸化を受けやすい不安定な脂肪酸です。

私たちの体温で容易に酸化されますから、食べ物やサプリメントから摂取した場合、腸から消化・吸収される過程でアルデヒドを形成してしまいます[143]。

私が一番危惧しているのは、すでにサプリメントにする過程で自動酸化（酵素を必要としない）されているはずですから、サプリメント自体に大量にアルデヒドを含んでいるのではないかということです。

タラの肝油（コッドリバーオイル）もサプリメントでは有名ですが、最も酸化を受けやすいオメガ3（EPA、DHA）の害悪を軽減する脂溶性のビタミンA、D、Eなどが含まれています。

このために、多少のタラの肝油サプリメントは、純粋なオメガ3（EPA、DHA）サプリメントより症状を出しにくいかも知れません（自覚できないが、確実に細胞レベルではダメージが蓄積している）。

しかし、タラの肝油（コッドリバーオイル）を体温以下の二五℃という条件で十四週間空気中に晒す実験では、四六ng／g～一五二ng／gの過酸化脂質アクロレインが形成されてくることが分かっています[144]。

すでに一九〇〇年代初頭には家畜（さまざまな草食動物）にタラの肝油を与えると、筋肉（ミトコンドリアリッチ）が硬直し、人間でいうところの筋ジストロフィーになることが知れ渡っていました[145]。

また、フィッシュオイル（魚油）中のアルデヒドは抗酸化物質の投与によっても防げないことがマウスの実験では報告されています[146]。

これは考えてみれば当然で、フィッシュオイルのEPAはDHAに次いで自動的に酸化されやすい（＝アルデヒドを形成しやすい）脂肪酸です。時間経過に従って、自動的に次々と酸化されてアルデヒドが形成されていきますから、抗酸化物質もそれに応じて増加させないと追いつけません。

ちなみに抗酸化物質はアルデヒド形成を抑えるのには有効ですが、ガンをはじめ多くの慢性病での慢性投与は非常に危険です。

そして、何より私たちが普段から摂取する食材の中にすでに必要以上のEPA、DHAが入っています。卵二個食べるだけで、DHAは一〇〇mgも摂取しています。これは後述しますが、脳の一日DHA新陳代謝（脳が処理できる許容量）の二十倍の量にものぼります。絶食を長期間続けている極端な場合を除き、サプリメントでさらにEPA、DHAを追加するのは明らかに過剰摂取です。

さらにDHAそのものが、神経細胞を過剰に興奮させ、神経細胞からアラキドン酸を発生させます[147][148]。

わざわざEPA、DHAサプリメントを摂取して過剰なアルデヒドを摂取あるいは発生させることは体内のエネルギー代謝をダイレクトに低下させ、生命場を著しく歪めてしまいます。

リノール酸、リノレイン酸は“必須”脂肪酸か？

必須栄養素とは、体内で合成できない物質で、不足によって心身に悪影響が出るものです。

この定義に従えば、ビタミンCは体内で合成することができない、かつ不足によって壊血病という出血性の合併症が出ることから、必須栄養素といえます。

それでは「必須脂肪酸」とは何でしょうか？

体内で合成できない脂肪酸で、かつ不足によって心身に悪影響が出るものになります。

まず、プーファの二大横綱であるオメガ3（リノレイン酸）、オメガ6（リノール酸）の不足によって生命体に何ら悪影響が出ないことは前述したとおりです。

むしろ、これらのプーファ・フリーでは代謝・体温が高まり、ストレス耐性が高まり、かつ寿命が延びます[149][150][151][152][153][154][155][156][157][158][159][160][161][162][163][164][165][166][167][168][169][170][171]。

それではこれらのプーファが「体内で合成できない」というのはどうでしょうか？

実は、私たちの脂肪細胞でリノール酸、リノレイン酸、ＥＰＡなどのすべての脂肪酸を合成することが分かっています。これを生体の脂肪新生（de novo lipogenesis）といいます[172]。

新生（de novo）とは、体内で自らがある物質を合成することを言います。私たちは、糖やアミノ酸を材料にしてあらゆる脂肪酸を体内で合成できます。

体内で合成できない脂肪酸で、かつ不足によって心身に悪影響が出るという「必須脂肪酸」の定義からは、プーファの二大横綱のオメガ3（リノレイン酸）、オメガ6（リノール酸）のいずれも必須とはいえません。

リノール酸（オメガ6、いわゆる一般の植物油脂）とリノレイン酸（オメガ3、アマニ油がその代表）が必須でないというその他の理由を示した研究論文も報告されています[173]。

むしろ必須脂肪酸といわれているプーファは、ガンの成長[174][175][176][177][178]、脳の機能障害[179][180][181][182][183][184][185]、肝臓へのダメージ[186][187]には〝必須〟の栄養素です。

「適切な時期に、適切な量で、適切な場所に」

栄養素も含めて体内を構成する物質は、次のような一般則（ルール）に従っています。

それは、「適切な時期に、適切な量で、適切な場所に」という法則です。

アルデヒドの形成など危険の多いプーファ（ＰＵＦＡ）もその例外ではありません。

体温でも容易に酸化されて悪影響をもたらすプーファ（ＰＵＦＡ）の中でも、この法則に従って厳格に制御されて使用されているものがあります。

それは、網膜のＤＨＡとミトコンドリアの膜のリノール酸（オメガ６）です。

網膜に関しては、胎児〜乳児に少量のＤＨＡが利用されています。

適切な時期というのがここではポイントです。

乳児期を過ぎたあとにＤＨＡはそれほど必要とされないばかりか、ミトコンドリアの膜に組み入れられることでエネルギー代謝を低下させてしまいます[188]。

さらにＤＨＡがミトコンドリアの膜成分に組み入れられると、ストレス反応を引き起こし、ストレスで活性化される酵素「ホスホライペースＡ２」を誘導します。「ホスホライペースＡ２」は、細胞の骨格であるリン脂質を分解してアラキドン酸（リノール酸代謝産物）を放出させ、炎症を加速させます。

実際にＤＨＡを利用している網膜でさえ必要以上量が蓄積すると、アルデヒドが網膜のタンパク質に結合し網膜を変性させ、光を検知する細胞が死滅していくことが分かっています[189]。

ですから、乳児期を過ぎたあとに、サプリメントなどでＤＨＡを摂取することは、ミトコンドリアの機能の面からも大変危険なのです。

ちなみに、網膜の他にも脳細胞に多いといわれるＤＨＡですが、どれくらいの量があるのでしょうか？

だいたい五ｇ程度で、一日の代謝回転（turnover）は五㎎と見積もられています[190][191]。

ということは、脳に蓄積されているＤＨＡの半減期（半分が入れ替わるのに要する期間）は約二・五年ということになります。

一〇〇ｇの鮭を食べると、約四〇〇㎎から一〇〇〇㎎のＤＨＡを摂取することになります。一日のＤＨＡ代謝回転（turnover）は五㎎程度ですから、一〇〇ｇの鮭に相当するＤＨＡ量は八十〜二百倍になり、脳ではとてもこの量を処理しきれません。

ということは処理しきれない分量は脂肪組織などに蓄積されることになります（これが後々に大変なことになることは続編で詳しくお伝えいたします）。

ＤＨＡも体内の酵素でＥＰＡから変換されますから、外部から摂取しないと体内で合成できないビタミンＣのように〝必須〟とはいえません。

また、私たちの体はプーファ（ＰＵＦＡ）から飽和脂肪酸（ＳＦＡ）を作ることもできます[192]。

ＤＨＡに関してはさらに非常に興味深い研究論文があります。

- 魚を主として食べるグループ（fish-eaters）
- 肉を主として食べるグループ（meat-eaters）
- ベジタリアン（vegetarians：卵など以外は動物性食品を摂取しない）
- ビーガン（vegans：まったく動物性食品を摂取しない）

以上の四つのグループに分けて、ＤＨＡ摂取量、血液中のＤＨＡ濃度（血液リン脂質中のＤＨＡ濃度）、そしてそこからリノール酸からＤＨＡに変換される割合を算出したものです[193][194]。

その結果を示します。

まずＤＨＡ摂取量。

- 魚を主として食べるグループ（fish-eaters）：0.16 ± 0.22 g/day，

・肉を主として食べるグループ（meat-eaters）：0.02 ± 0.02 g/day
・ベジタリアン：0.0007 ± 0.004 g/day
・ビーガン：0g/day
ビーガンはまったく動物性食品を摂取しないので、ＤＨＡ摂取量は零です。

次に血液中のＤＨＡ濃度（マイクロmol/L）。
・魚を主として食べるグループ（fish-eaters）：239.7 ± 106.2
・肉を主として食べるグループ（meat-eaters）：215.6 ± 96.4
・ベジタリアン：222.2 ± 138.4
・ビーガン：195.0 ± 58.8.

動物性食品を摂取しないベジタリアン、ビーガンでも肉を食べるグループとさほどＤＨＡ濃度は変わりません。

どうしてでしょうか？

体内でＤＨＡはストレスがかかると脂肪細胞から放出されます（「リポリシス」といいます）。たとえ、脂肪細胞に蓄積しているＤＨＡがない場合でも、糖・アミノ酸（いずれも飽和脂肪酸に転換可能）、飽和脂肪酸、そしてリノール酸（アマニ油）などから変換されて作ることが可能です。

このことから、ＤＨＡを摂取していなくても、私たちの体内でＤＨＡが放出されるあるいは産生されています。

ただし、これをもってＤＨＡが乳児期以降も必要であることを証明しているわけではありません。前述したように網膜でさえ、加齢につれてＤＨＡなどのプーファが蓄積することでダメージを受けやすくなります[195]。猛毒のアルデヒドを発生させるＤＨＡのようなプーファを限りなく少なくすることは健康（形態形成維持）には必須です。

新生児黄疸《おうだん》もプーファが原因

母乳を摂取しても黄疸が出る新生児がいます。黄疸とは、黄色みを帯びているビリルビンという赤血球（ヘムという成分）の分解産物が、過剰に血液中に増えた状態のことをいいます。

このビリルビンが新生児の血液中に多くなると、脳の神経細胞に蓄積して恒久的なダメージを与えます。痙攣発作や神経障害が起こるこの病態を特別に「核黄疸《かくおうだん》」と呼んでいます。

通常は赤血球の新陳代謝でビリルビンが産生されますが、これは肝臓である酵素（グルクロン酸転移酵素：UDP-glucuronosyltransferase）の働きによって水に溶ける形となり、胆汁から排泄されます。胆汁から排泄できない過剰分が血液や尿の中に入ります。

したがって、このビリルビンを無毒化する酵素がしっかり働いている限りは、ビリルビンが血液中に大量に入ることはありませんので黄疸が出ることもありません。

ビリルビンを無毒化する酵素（グルクロン酸転移酵素：UDP-glucuronosyltransferase）は、ＤＨＡ＞ＥＰＡ＞アラキドン酸＞リノレイン酸（亜麻仁油）＞リノール酸（植物油脂）のアルデヒドを発生しやすい（不飽和度が高い＝酸化されやすい）順に働きがブロックされます[196]。

ちなみに飽和脂肪酸はこの酵素をブロックする働きはありません。これは前述したようにプーファからできるアルデヒドこそが、酵素というタンパク質に結合して、構造・機能を変化させてしまうからです。

母乳にDHAなどのアルデヒドを産生しやすいプーファ(PUFA)が含まれているほど黄疸がより発生しやすいのです。母親の食事内容が生まれてくる子供にとてつもない大きな影響を与えることにもっと意識を向けるべきです。

一方の人工ミルク。これにはプーファが添加されています。そしてすでにプーファが酸化したアルデヒドが含まれていることが報告されています[197]。赤ちゃんには、アルデヒドまみれの人工乳ではなく、母乳を与えることに限りますが、その場合でもお母さんの食事内容にプーファがないかをチェックする必要があります。

加齢、食事とエネルギー代謝

プーファ（ＰＵＦＡ）の存在は、私たちの体の中では、網膜やミトコンドリアの内膜に少量厳格にコントロールされている場合は悪影響を及ぼすとはいえませんが、その限界をこえたときは著しい悪影響を及ぼします。

現代社会では、プーファ（ＰＵＦＡ）リッチの加工食品や調理油のために、農耕革命が始まった時代よりさらに多価不飽和脂肪酸プーファ（ＰＵＦＡ）の過剰摂取にさらされています。

今までのラットやマウスを使用した実験では、加齢やプーファ（ＰＵＦＡ）リッチの食餌を与えることによって、エネルギー産生所であるミトコンドリアの内膜の主成分、カルジオリピンの組成が変わることが示されてきました[198][199][200][201]。

ミトコンドリアの内膜の主成分、カルジオリピンの脂肪酸が加齢やプーファリッチな食餌でダイレクトに過剰なプーファ（ＰＵＦＡ）に置き換わります。

逆にラットやマウスにプーファ（ＰＵＦＡ）フリーの食餌を与えると、カルジオリピンの脂肪酸のプーファ（ＰＵＦＡ）が減少します[202]。

ラットやマウスは食餌や加齢がダイレクトにミトコンドリアの内膜の脂肪酸の構成を変えてしまうのです。

マウスやラットはヒトとプーファ（ＰＵＦＡ）の代謝が似ているため、脂質に関してはは私たち人間の良い実験モデルになります[203]。

それに対して、代謝率の高い長寿の鳥類はプーファ（ＰＵＦＡ）リッチな食餌を与えた短期的な観察では、ラットやマウスほどミトコンドリアの内膜に影響を与えないことも報告されています[204]。

鳥類やコウモリなどの長寿の動物は、プーファ（ＰＵＦＡ）が蓄積する前に筋肉（羽）で燃焼してしまうということができます。したがって、鳥類やコウモリは、プーファ（ＰＵＦＡ）がたまりやすいヒトやラットよりもプーファ（ＰＵＦＡ）蓄積に対しては耐性があります。

ただし、それも限度があるので、いくら鳥類やコウモリといえども、過剰なプーファ（PUFA）リッチの食餌を長期間にわたって摂取するとさまざまな悪影響が出るでしょう。

これはたとえば、冬眠前に遡上するシャケ（オメガ3、EPA、DHAリッチ）を食べるクマや、ナッツ（オメガ6、植物油脂、リノール酸）を食べるリスも同じです（冬眠中は代謝・体温を低下させる必要があるため、プーファを摂取することは理に適っている）。

クマやリスでさえ、過剰にプーファを食べ過ぎるとイエローファット病（黄色脂肪症、全身脂肪組織炎）になり、冬眠どころではなくなります[205]。イエローファット病（黄色脂肪症）は、前述したように全身に動脈硬化やガンの原因となる「リポファッシン」(lipofuscin）が蓄積する病態です。

したがって、クマやリスは無制限にこれらのプーファ（PUFA）リッチの食べ物を摂取しているわけではありません。冬眠に最適なプーファ（PUFA）量しか摂取しないという戦略があるのです。

クマは、冬眠中（一年のうち四か月間！）はエネルギー源として蓄えた脂肪を分解しています（この極度のストレス状態を「ケトーシス」といいます）。体内にエネルギーの源となる〝糖〟がないからです。代謝の観点では、これは完全に糖尿病（糖を代謝できないので脂肪を主に分解）です。

そして、冬眠から覚めると、ハチミツや熟した果物をあさり始めるのは、糖が生命体にとって唯一かつ理想のエネルギー源だからです（クマのプーさんはこれをリアルに描いています）。

ということは、冬眠状態（極度のストレス、糖尿病状態）を人工的に作りだすケトン食や糖質制限食は、とても危険であるということです。

実際にケトン食を半年行うとストレスの指標であるＨＤＬ－コレステロールが上昇してきます[206]。

ＨＤＬ－コレステロールが高い人ほど心臓血管疾患のリスクが高くなることが報告されています[207]が、長期間のケトン食の副作用として、心筋症になることも分かっています[208]。

プーファリッチのケトン食を与えたマウスに放射線をあてると、アルデヒドが結合して変性したタンパク質が上昇することが分かっています[209]。

世界では、長寿で有名な地域がいくつかあります。

中央アジアのアゼルバイジャンもその一つです。

アゼルバイジャンの長寿村の調査では、乳製品、野菜、フルーツなど飽和脂肪酸の割合が高く、プーファ（不飽和脂肪酸）の量が少ない食事を習慣的に摂取していることが報告されています[210]。（図25）

「エスキモーダイエット」の結果は？

カナダ生まれの著名な人類学者で、長年北極を探検して北極で大陸棚の北端を発見したヴィルジャルマー・ステファンソン（Vilhjalmur Stefansson）という人がいました。

［図25］飽和脂肪酸と寿命

➤アゼルバイジャンの長寿研究

➤乳製品、野菜、フルーツなど飽和脂肪酸の割合が高く、不飽和脂肪酸量が少ない！

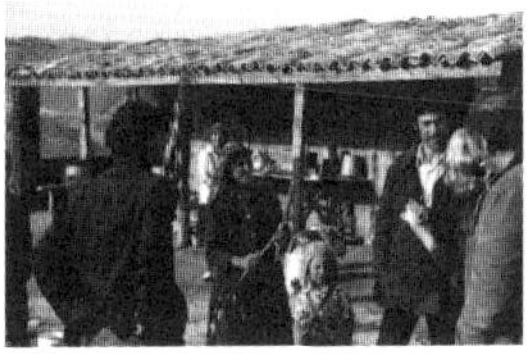

中央アジアのアゼルバイジャンは長寿で有名である。アゼルバイジャンの長寿村の調査では、乳製品、フルーツなど飽和脂肪酸の割合が高く、プーファ（不飽和脂肪酸）の量が少ない食事を習慣的に摂取していることが報告されている。
動物実験ではプーファ（オメガ3＆6）フリーでエネルギー代謝が高まり、長生きすることが確認されている。多くのカロリー制限食の実験で、健康状態が改善するのも、実はカロリー制限でプーファの摂取量が減少しているからである（脂肪は三大栄養素の中でも最もカロリーが高い）。病院で点滴治療をして発熱等が改善するのも、絶食にしている間はプーファの摂取がないからである。

彼は長年イヌイット（エスキモー）たちと生活を送り、彼らの観察を行っていました。

イヌイットたちは、すでに二十代で老化の兆候がみられることを記しています。

イヌイットの六十歳は西洋人の八十歳くらいにみえるとも書いています。（図26）

なぜイヌイットはこれほど早く老化してしまうのでしょうか？

彼はその理由を大量の魚（ときには腐敗したものも食べていた）を食べるからだと推測していました。

究極のケトン食、糖質制限食といえば「エスキモーダイエット」です（それとファスティング〈断食〉です）。

これは、三大栄養素の比率でいうと、「低炭水化物、高脂肪、高タンパク質」の食事です。

「エスキモーダイエット」は、イヌイットたちの食習慣を模したもので、食事内容は魚や海獣類の肉だけです。

［図26］エスキモーの真実

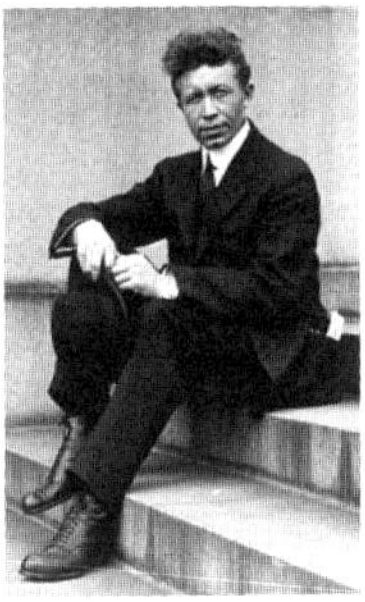

Vilhjalmur Stefansson (1879 -1962)

➤エスキモーは 20 代で老化の兆候がすでにみられる

➤エスキモーは60 歳は西洋人の 80 歳くらいにみえる

エスキモーの食事が大量の魚（ときには腐敗）を主体としているからと考えた！


カナダの人類学者ヴィルジャルマー・ステファンソン（Vilhjalmur Stefansson ）のイヌイット（エスキモー）の観察記録。

イヌイットたちは、老化が西洋人と比べて早いのは、大量の魚（時には腐敗した魚）を食べるからだと考えた。寒冷地の魚、海獣の油はオメガ３系プーファである。エスキモーたちはオメガ３をたくさん摂取することで、エネルギー代謝が著明に低下し、老化が早く進む。

エスキモーたちの中で比較的健康状態の良いものは、海獣や魚を丸ごと食べている。その場合は、オメガ３の害悪を軽減する甲状腺、脂溶性ビタミン（内臓）、グリコーゲン（肝臓）なども同時に摂取しているから。

寒冷地域ですから、この地に棲息する魚、海獣類の脂質はプーファ主体です。

あるオイル研究者が、この「エスキモーダイエット」(クジラ、イワシなどイヌイットたちの主食のみの摂取)を自ら一〇〇日間トライした実験があります。これは純粋なフィッシュオイルの人体実験です。

一〇〇日後には、血液中のアルデヒド(MDA：マロンディアルデハイド)がなんと五十倍にも跳ね上がったのです[211][212]。

このアルデヒドは催奇形性(奇形を作る)があるのですが、このオイル研究者は子供をつくることに関してまったく心配していませんでした。なぜなら、彼の精子数はゼロになってしまったからです。(図27)

さて、私たちが一般に知っているエスキモーのことは、西洋文化、西洋スタイルの食事(プーファリッチの加工食品)が入ったために健康状態が悪くなったというストーリーです。

しかし、ステファンソンが観察したように彼らはすでにプーファ(フィッシュオ

[図27] エスキモーダイエットに挑戦

➤ 100日間、エスキモーダイエットを実行。クジラの脂身、イワシなどを主食

・血液中のアルデヒド（MDA）は50倍に！
・精子もほぼゼロに！

「エスキモーダイエット」（クジラ、イワシなどイヌイットたちの主食のみの摂取）を100日間トライした男性の人体実験では、100日後には、血液中に猛毒のアルデヒド（MDA：マロンディアルデハイド）がなんと50倍にも跳ね上がった。彼の精子数もゼロになった。

ファスティング（断食）、糖質制限などを長期間にわたって行った場合でも、体内に蓄積されたオメガ３系プーファ（DHA、EPA）が放出されて（これを「リポリシス」という）、大量のアルデヒドを発生させるので、「エスキモーダイエット」と同じ効果をもたらす。

イル）まみれの食事生活を送っているため老化が早いということでした。
この矛盾はどう説明できるのでしょうか？

イヌイットの中でも比較的長寿である人の特徴は、魚や海獣の脳、内臓、甲状腺なども丸ごと食べていたのです。

肝臓にはグライコジェン（glycogen：グリコーゲン）という糖のストックがあるため、糖分のよい摂取源になります。また甲状腺ホルモンはミトコンドリアの代謝を高める中心的なホルモンです。その他、内臓全般にはプーファの害悪を軽減する作用のある脂溶性のビタミン（ビタミンA、D、E、K）が豊富に含まれています。

したがって、イヌイットで長寿な人は、フィッシュオイル（とそのアルデヒド）の害悪を糖、甲状腺ホルモン、脂溶性ビタミンなどで相殺できたといえます。

イヌイットの中では、もちろん現代人のように魚の切り身しか食べなかった人もいるので、この人たちはステファンソンが記したように老化が早く進んだと考えられます。

ちなみにファスティング（断食）を二十四時間行うだけで、アルデヒドが急上昇することが分かっています[213]。これは、エネルギー源の柱である糖がなくなったために、体内に蓄積したプーファを分解して糖に変換する過程で起こっています。マーケットで流行している糖質制限、ケトン食そしてファスティング。これらはいずれも大量のアルデヒドを発生させることで私たちの生命場をゆがめてしまいます。

プーファの摂取を限りなくなくすこと

このようにプーファを摂取することの危険性は、あまりあるほどのエビデンスとして提供されています。

プーファは必須栄養素でもなければ、健康を増進するものでもありません。ですから、これからみなさんのやるべきこと。それはまずは「プーファの摂取を限りなく減らす」ことにつきます。

私はこのことに二年前にハッと目覚め、自分の日々摂取しているものに対して詳細に目を配りだしました。

加工食品、外食はすべてデタラメです（しかし、私がこのことをお伝えして努力している個人の外食店はあります）。

特に近年の日本人（明治時代に変質してしまった）が「和食」とよんでいる食材は、プーファの塊です。例をあげると、豆類、ゴマ、海藻類、魚などです。

日本列島に生きていた縄文人は、こんなものは食べていません。江戸時代でさえ、庶民には野生のシカやイノシシの肉などのジビエが大人気でした。

みなさんが教わった「和食」というのは、ここ数十年の「近代食」なのです。

これでなぜマクロビオティックのような穀物菜食主義が、世界で最も利権争いの激しい米国で受け入れられたかが分かるでしょう（マクロビオティックの「全体を食べる」という考え方自体は素晴らしいと思います。ただし、それが穀物であってはなりません)。

米国というのは、多国籍企業の利益のためにFTAやTTPなどの現代の不平等条約の締結を各属国(日本が世界最高の米国の属国です)にしつこく迫る集団(多国籍企業の集まり)です。不平等条約が自国の多国籍企業に不利となると、その脱退もすぐに行うのです。

そのような米国が島国の日本という東アジアの端くれ(極東「ファー・イースト」というのは、〝世界の端くれ〟という意味です)の属国の食事法などを受け入れるはずがないということは、海外で生活し、世界基準がどうなっているのかを〝肌身〟で感じられた(=死ぬような辛い思いをした)日本人以外は分からないでしょう。

それは、穀物菜食を中心とする食事法は、米国の多国籍企業がプーファを普及させるという目的に見事に合致していたからです。

いまからでもみなさんにやっていただきたいことは、

①食材でプーファがたくさん入っているものは避けること。

②食材をプーファで調理しないこと。

です。

私は、知らない、いや知ろうとさえしないという怠慢がどれほどの惨事を招いているのかをプーファを通して改めて自覚しました。

一度プーファが脳（身体全体）に蓄積すると直観や知能そのものが低下するため、さらに「知ろうとさえしない」に拍車がかかります。こうなると「感じる、考える、そして行動する」という人間誰しもが持っている最大の能力が失われます。この状態はまさに多国籍企業の思う壺です。

彼らは、現代医学の現状を上から眺めてさぞかし笑いをこらえていることでしょう。プーファの販促戦略にさらに弾みがつき、悪循環になります。

今回、私がご紹介した数々のエビデンスはほんの氷山の一角にすぎません。

しかし、メインストリームの学問（既得権益）では、これらのエビデンスを抑圧して、いまだにハーバード大学などが脂質仮説（飽和脂肪酸悪玉、不飽和脂肪酸善玉説）を補強しようとやっきになっています。

脂質仮説がねつ造されてきた歴史過程も踏まえたうえで、現在のメインストリームの医学が正しいのか、それとも私の主張が正しいのかを判断していただければ幸いです。

プーファがどれだけ私たちの生命場をゆがませるのかは、まだまだ言い足りません。私が（まだ健在であれば）続編でもっと詳しくお伝えしていきたいと思います。

[182] J. Gerontol. 1975, 30 (6), 647-54
[183] Bull. Exp. Biol. Med. 1983, 96 (9)
[184] Bull. Exp. Biol. And Med. 1987, 103 (4), 444-6
[185] Adv Exp Med Biol 1989, 266:3-15
[186] Int. J. Bioch.1982, 14 (3), 239-41
[187] Life Sciences 1989, 44, 223-301
[188] Proc Natl Acad Sci U S A. 1990 Nov;87 (22):8845-9
[189] J Lipid Res. 2009 May;50 (5):807-19
[190] Nutrients. 2011 May; 3 (5): 529-554
[191] J Lipid Res. 2009 Jul; 50 (7): 1259-1268
[192] Progress in the Chemistry of Fats and other Lipids Volume 9, 1971, Pages 607-682
[193] Am. J. Clin. Nutr. 2010;92:1040-1051
[194] Nutrients. 2011 May; 3 (5): 529-554
[195] Ann Nutr Metab. 2007;51 (5):433-8. Epub 2007 Nov 20
[196] Scientific Reports 3, Article number: 2903 (2013)
[197] Food Addit Contam. 2007 Nov; 24 (11):1209-18
[198] J Nutr. 1991;121:1548-1553
[199] Lipids. 1996;31:611-616
[200] Lipids. 1992;27:605-612
[201] Lipids Health Dis. 2006 Jan 23;5:2
[202] Progress in the Chemistry of Fats and other Lipids Volume 9, 1971, Pages 607-682
[203] Lipids 1990;25:505-16
[204] J Comp Physiol B. 2012 Jan;182 (1):127-37
[205] Vet Pathol. 1978 Jan;15 (1):114-24
[206] Exp Clin Cardiol. 2004 Fall; 9 (3): 200-205
[207] Science 11 Mar 2016 Vol. 351, Issue 6278, pp. 1166-1171
[208] Cochrane Database Syst Rev. 2012 Mar 14; (3):CD001903
[209] Redox Biol. 2015;4:193-9
[210] Vopr Pitan. 1991 Mar-Apr; (2):36-40
[211] Lipid Res. 1986, 25: 667-72
[212] The PUFA Report Part I: A Critical Review of the Requirement for Polyunsaturated Fatty Acids. Cholesterol-And-Health.Com Special Reports. 2008;1 (2):1-25.
[213] Lipids 1986, 21 (4), 305-7

[143] J Nutr. 2013 Mar; 143 (3): 295–301
[144] JAOCS. 2005;82:97–103
[145] Proc Nutr Soc. 1962;21:211-6
[146] J Nutr. 1992 Nov;122 (11):2190-5
[147] J Physiol. 1994 Feb 15;475 (1):83-93
[148] Neurochem Res. 1991 Sep;16 (9):983-9.
[149] Circ Shock. 1990 Jun;31 (2):159-70
[150] Metabolism. 2012 Mar;61 (3):395-406. Epub 2011 Sep 23
[151] J Immunol. 1989 Nov 15;143 (10):3192-9
[152] Science. 1988 May 20;240 (4855):1032-3
[153] Lipids. 1994 Mar;29 (3):151-5
[154] J Appl Physiol. 1996 Feb;80 (2):464-71
[155] Adv Shock Res. 1981;6:93-105
[156] J Exp Med. 1993 Dec 1;178 (6):2261-5
[157] J Lipid Mediat Cell Signal. 1994 Mar;9 (2):145-53
[158] Journal of Applied Physiology August 1989 vol. 67 no. 2 811-816
[159] Am J Physiol. 1989 Oct;257 (4 Pt 2):H1192-9
[160] Am J Physiol. 1989 Nov;257 (5 Pt 2):F798-807
[161] J Clin Invest. 1990 Oct;86 (4):1115-23
[162] The FASEB Journal (impact factor: 6.4) . 04/1991; 5 (3):344-53
[163] Kidney Int. 1992 May;41 (5):1245-53
[164] J Pharmacol Exp Ther. 1995 Jan;272 (1):469-75
[165] Pancreas. 1995 Jul;11 (1):26-37
[166] J Nutr. 1996 Jun;126 (6):1534-40
[167] J Immunol. 1990 Sep 1;145 (5):1523-9
[168] Acta Diabetol. 1995 Jun;32 (2):125-30
[169] Lipids. 1997 Sep;32 (9):979-88
[170] Toxicol Appl Pharmacol. 1993 May;120 (1):72-9
[171] J Psychiatr Res. 2009 Mar;43 (6):656-63. Epub 2008 Nov 4
[172] J Lipid Res. 2011 Sep; 52 (9): 1683–1692)
[173] Prog Lipid Res. 2003 Nov;42 (6):544-68)
[174] J. Natl. Can. Inst. 1985, 74 (5), 1135-50
[175] Cancer Res. 1985, 45 (5), 1997-2001
[176] Cancer Res. 1984, 44 (11), 5023-38
[177] Izv Akad Nauk SSSR Biol 1968 Mar-Apr;2:263-8
[178] Zeitschr. Krebsforsh. 1927, 28 (1), 1-14)
[179] Dev. Psychobiol. 1985, 8 (1), 59-66
[180] Lipids 1987, 22 (3), 133-6
[181] J. American Geriatrics Soc. 1976, 24 (1) 292-8

[109] Acta Neuropathol. 2011 Apr; 121 (4) :487-98
[110] Free Radic Biol Med. 2011 Jun 15; 50 (12) :1801-11
[111] Folia Neuropathol. 2005;43:229–243
[112] Biochemistry. 2007 Feb 13; 46 (6) :1503-10
[113] Free Radic Biol Med. 2013 Sep; 62:157-69
[114] Neuron. 2003 Feb 20;37 (4) :583-95
[115] Ann Neurol 200353Suppl 3S26–S36.S36discussion S36–28
[116] Redox Rep. 2011;16 (5) :216–222
[117] Am J Physiol Regul Integr Comp Physiol. 2003 Jun;284 (6) :R1631-5
[118] Prostaglandins Leukot Essent Fatty Acids. 2008 Sep-Nov;79 (3-5) :165-7
[119] J. Biol. Chem. 1930; 86 (587)
[120] JAMA. Feb 4 1961;175:389-391
[121] Circulation. Feb 17 2009;119 (6) :902- 907
[122] Progress in the Chemistry of Fats and other Lipids Volume 9, 1971, Pages 607–682
[123] J. Biol. Chem. 1920, 45:145-152
[124] Zeitschr. Krebsforsh. 28 (1), 1-14, 1927
[125] Keys, Ancel (1980) . Seven Countries: A Multivariate Analysis of Death and Coronary Heart Disease. Harvard University Press
[126] Circulation. 1963;28:381-395
[127] Death by Food Pyramid: How Shoddy Science, Sketchy Politics and Shady Special Interests Have Ruined Our Health Primal Nutrition, Inc.; 1 edition (January 1, 2014)
[128] BMJ 2016;353:i1246
[129] Am J Clin Nutr. 2010 Mar;91 (3) :535-46. Epub 2010 Jan 13.
[130] J Nutr. 1988 Apr;118 (4) :425-6
[131] J Nutr. 1992 Nov;122 (11) :2190-5
[132] Lipids. 1997 May;32 (5) :535-41
[133] Vet Pathol. 1978 Jan;15 (1) :114-24
[134] J Comp Pathol. 1969 Jul;79 (3) :329-34
[135] New Zealand Veterinary Journal Volume 8, 1960 - Issue 3
[136] New Zealand Veterinary Journal, Volume 33, Issue 9, pp 141-145, Sep 1985
[137] Metabolism. 2008 May; 57 (5) : 698–707
[138] Int J Circumpolar Health. 2001 Apr;60 (2) :143-9
[139] Am J Psychiatry. 2004 Mar;161 (3) :567-9
[140] Nutrients. 2016 Feb; 8 (2) : 87
[141] Asian J Androl. 2012 Jul; 14 (4) : 514–515
[142] Andrology. 2015 Mar;3 (2) :280-6

[70] Diabetes Res Clin Pract. 2012 Aug; 97 (2): 195-205
[71] Integr Cancer Ther. 2006 Mar; 5 (1):30-9
[72] J Thorac Dis. 2013 Oct; 5 (Suppl 5): S540-S550
[73] ISRN Oncol. 2012;2012:137289
[74] Redox Biol. 2015;4:193-9
[75] Radical Biology and Medicine. 2011;50 (1):166-178
[76] Free Radical Biology and Medicine. 2014;72:55-65
[77] Medicinal Research Reviews. 2008;28 (4):569-631
[78] Oxidative Medicine and Cellular Longevity. 2013;2013:543760
[79] Chemical Research in Toxicology. 2011;24 (11):1984-1993
[80] J Clin Invest. 2013 Mar;123 (3):1068-81
[81] Free Radic Biol Med. 2000;28:1685-1696
[82] J Biol Chem. 1998;273:16058-16066
[83] Proteomics. 2007 Jun; 7 (13):2132-41
[84] Biochemistry. 1994 Oct 18; 33 (41):12487-94
[85] Biochem J. 1997 Feb 15; 322 (Pt 1):317-25
[86] Chem Res Toxicol. 1990;3:77-92
[87] J Biol Chem. 1997;272:20963-20966
[88] J Biol Chem. 1999;274:11611-11618
[89] Proc Natl Acad Sci USA. 1989;86:1372-1376
[90] J Lipid Res. 2006;47:2049-2054
[91] Curr Atheroscler Rep. 2006;8:55-61
[92] J Biomed Opt. 2011 Jan; 16 (1): 011011
[93] Int J Biochem Cell Biol. 2004 Aug;36 (8):1400-4
[94] Atherosclerosis. 1986 May; 60 (2):173-81
[95] Toxicology. 2010 Dec 30;278 (3):268-76
[96] J Lipid Res. 2012 Oct; 53 (10): 2069-2080
[97] Biochemistry (Mosc). 2001 Apr;66 (4):444-8
[98] Free Radic Biol Med. 2004;37:937-945
[99] Chem Res Toxicol. 2005 Aug; 18 (8):1232-41
[100] Free Radic Biol Med. 1997; 23 (3):357-60.
[101] Free Radic Biol Med. 2011 May 15; 50 (10):1222-33
[102] Proc Natl Acad Sci U S A. 2006 Apr 18; 103 (16):6160-5
[103] Arthritis Rheum. 2010 Jul; 62 (7):2064-72
[104] Acta Diabetol. 1995 Jun;32 (2):125-30
[105] Br J Med Med Res. 2013;3 (2):307-317
[106] Science. 1984 Aug 31; 225 (4665):947-9
[107] Biochim Biophys Acta. 2010 Aug; 1801 (8):924-9
[108] Prog Lipid Res. 2010 Oct; 49 (4):420-8

[31] Br J Pharmacol. 2008 Jan; 153 (1): 6–20
[32] Am J Respir Crit Care Med. 1999 Jul;160 (1):216-20
[33] Oxid Med Cell Longev. 2014;2014:572491
[34] Plant Physiol Biochem. 2008 Aug-Sep;46 (8-9):786-93
[35] Environ. Sci. Pollut. Res., 20 (2) (2013), pp. 823–833
[36] Biochemistry. 1998 Jan 13;37 (2):552-7
[37] J Neurochem. 1999 Apr;72 (4):1617-24
[38] Endocrinology and Metabolism. 2010; 299 (6): E879
[39] Mol Nutr Food Res. 2008 Jan; 52 (1): 7–25
[40] J Biol Chem. 1998;273:16058–16066
[41] Carcinogenesis. 2005;26 (5):1008–1012
[42] Crit Rev Toxicol. 2005; 35:609–662
[43] Toxicol. 2006;19 (1):102–110
[44] Free Radic Biol Med. 2000 Oct 15;29 (8):714-20
[45] Br J Pharmacol. 2008; 153:6–20
[46] Lipids 1982, 17 (12), 884-92
[47] Diabetes. 2000 May;49 (5):775-81
[48] Bull. Soc. Chim. Biol. 9 (5), 605-20, 1927
[49] J. Am. Oil Chem. Soc. 59 (5) 230-2, 1982
[50] Univ of Oregon Chem. October 16, 1986; 121
[51] Scientific Reports 3, Article number: 2903 (2013)
[52] J Gerontol A Biol Sci Med Sci. 2006 Oct;61 (10):1009-18
[53] Cell Stem Cell. 2015 Oct 1;17 (4):397-411
[54] J Biol Chem. 1998 May 29;273 (22):13605-12
[55] J Biol Chem. 2008 Jul 18; 283 (29): 19927–19935
[56] Breast Cancer Res. 2011 Aug 31;13 (4):R83
[57] J Gerontol A Biol Sci Med Sci. 2006 Oct;61 (10):1009-18
[58] Mol Aspects Med. 2003;24:195–204
[59] Photochem Photobiol. 2004;79:21–25
[60] Fed. Proc. 8, 349, 1949
[61] Pigments in pathology. New York: Academic Press; 1969:191-235
[62] I Adv Exp Med Biol. 1989;266:3-15
[63] Gerontology 1995;41:173–186
[64] Int J Biochem Cell Biol. 2004 Aug;36 (8):1400-4
[65] J Biol Chem. 2010 May 14;285 (20):15302-13
[66] Br J Dermatol 2008 159: 780–791
[67] J Invest Dermatol. 2001 Apr;116 (4):520-4
[68] Biomed Chromatogr. 2007 Jun; 21 (6):553-66
[69] Am J Physiol Endocrinol Metab. 2011 Jun;300 (6):E1166-75

References（参考文献）

『IARC Monographs on the Evaluation of Carcinogenic Risks to Humans』 Agents Classified by the IARC Monographs, Volumes 1–117
『Lipid Oxidation in Health and Disease（Oxidative Stress and Disease）1st Edition』 CRC Press; 1 edition（March 3, 2015）

[1] Proc Natl Acad Sci U S A. 2015;112（29）:9088–9093
[2] Carcinogenesis. 2007;28（4）:865–874
[3] Gastroenterology. 2009;15（19）:2395–2400
[4] Carcinogenesis. 2005;26（5）:1008–1012
[5] Mol Nutr Food Res. 2008 Jan; 52（1）: 7–25
[6] Toxicol Ind Health. 2008 Aug;24（7）:447-90
[7] Health and the Rise of Civilization,（1989）Yale University Press
[8] European Journal of Clinical Nutrition 1997; 51:207-216
[9] Food and Evolution. Toward a Theory of Human Food Habits. 1987; pp 261-283. University Press
[10] World Rev Nutr Diet 1999; 84:20-73
[11] Nature Reviews Cancer 15, 499–509（2015）
[12] Nature Reviews Cancer 14, 430–439（2014）
[13] BMC Cancer, 2010,10.
[14] PNAS,2006, 103（10）, pp. 3752-3757
[15] Proceedings of the National Academy of Sciences, 2015; 201504365
[16] Molecules 2012, 17, 9900-9911
[17] Am J Clin Nutr May 2011 vol. 93 no. 5 950-962
[18] J. Agric. Food Chem. 1987;35:909–912
[19] J. Agric. Food Chem. 2004;52:5207–5214
[20] J Lipid Res. 2012 Oct;53（10）:2069-80
[21] J Food Sci. 2014 Jan;79（1）:T115-21
[22] Adv Exp Med Biol. 2005;561:171-89
[23] Int. J. Cancer. 1987;40:604–609
[24] Journal of the American Oil Chemists' Society 90（7）· July 2013
[25] Mol Nutr Food Res. 2008 Jan; 52（1）: 7–25
[26] Ellis and Isbell, cited in McHenry and Cornell, p. 23
[27] Prog Lipid Res. 2003 Nov;42（6）:544-68
[28] Ann Nutr Metab. 2007;51（5）:433-8. Epub 2007 Nov 20
[29] Ann Nutr Metab. 1989;33（6）:315-22
[30] Adv Nutr November 2015 Adv Nutr vol. 6: 660-664, 2015

あとがき

私自身も、体によい（炎症を抑える）という洗脳にまんまと引っ掛かり、長年フィッシュオイル（魚油）や青魚をせっせと摂取していました。

その長年の蓄積がどのような結果になったかを身をもって体験することができました。とくに皮膚には老人斑（「リポファッシン」）とよばれるシミが多発するようになりました。

また私の不勉強から、フィッシュオイルを勧めた方たちに出たアレルギー、感染症や免疫異常が出た理由も今となってははっきり理解できました。

私の愛してやまなかったワンちゃんも、青魚の過量摂取によって浸潤性乳がんになり命を失いました。

なぜ私が日本の生クリーム、魚やタバコの煙を生理的にうけつけなかったのか？

そして、なぜフィッシュオイル（魚油）や青魚の常食によって、自分の心身の調子の異常だけでなく、目に見える形で異常が出たのか？

その疑問を解くために、長年の研究と調査を費やしました。

調査が深まるにつれて、この問題の根元として近代社会そのものの存在に突き当たりました。この事実を著作にすることは、すなわち近代社会システムの根底を揺るがすことになります。

同時にこのことが、自分のあと残された少ない人生の方向を決定づけることになるとは最初は夢にも思いませんでした。

欧米では少数ですが抜群に明晰《めいせき》な研究者たちが、この事実を早くから指摘していました。しかし、今や世界の国家をコントロールするくらいに権力が肥大した多国籍企業の抑圧によって、彼らの主張は日の目を見ることはありませんでした。

メインストリームの医学（豊富な研究費を出してもらっているハーバードなどの欧米の一流といわれる大学）もすっかりその軍門に下って、真実の抑圧に加担しています。

それでも地道にサイエンスのエビデンスを積み重ねることによって、今や「何かがおかしい」と感じる人が増え、真実を隠し切れないところまできています。

この学問後進国の日本で、私のような一介の医師が理解した範囲はたいしたことはありません。

しかし、「なぜ多くの人々がこれほどまでに不健康なまま据え置かれているのか」という素朴な疑問の一端は、今回の著作で少しは明らかにできたのではないかと思います。

この本の出版によって、既得権益にしがみついている業界（現実の世界ではほぼすべての業種です）、専門家とよばれる人たちの攻撃はますますエスカレートしていくでしょう。この本に書かれている内容をバカにし、無視し、そして激しく抵抗するでしょう。

真実というものは次の三つの段階を通ります。

1、馬鹿にされる。

2、激しい抵抗・攻撃に遭う。

3、自明の理（自分たちも知っていたと開き直る）として受け入れられる。

これはドイツのショーペンハウアー（英語発音は、「ショウペナワー」）の名言です。

キュプラー・ロスが伝えた死期を迎えた人間の心理過程と相似形です。最初は無視し、そして激しく抵抗しますが、最後は受け入れざるを得ないのです。

いずれ最後には真実は明らかになります。

それが何十年後、何百年後（地球と人類がまだ存在していたら）になるかは誰も知るよしもありません。

最後に、私が提唱している「原始人食」（アップデート版）では、このプーファの害悪を極力減らした内容を提供しております。

ご興味のある方は、㈳パレオ協会のホームページをご覧になってくだされば幸いです。

最後に、私の熱意を汲んで頂き、この本を世に出して頂いた鉱脈社の川口氏には深謝申し上げます。

真実と現実（虚構にまみれた）との闘いはまだまだ続きます。

二〇一七年初夏

著者略歴

崎谷　博征（さきたに　ひろゆき）

総合医、脳神経外科専門医、医学博士、パレオ協会代表理事、日本ホリスティック療法協会理事。ロイヤルホリスティッククリニック院長。

1968年 奈良県生まれ
奈良県立医科大学・大学院卒業
脳神経外科専門医、ガンの研究で医学博士取得。

国立大阪南病院、医真会八尾病院を経て、私立病院の副院長をつとめる。現在、ロイヤルホリスティッククリニックでガン、難病、原因不明の慢性病を対象にした治療を確立し、根本治療指導に従事している。

生物学・人類学・考古学・物理学など学問の垣根を取り払い横断的に研究。「原始人食」（崎谷式パレオダイエット）およびパレオライフスタイルを確立。「リーキーガット」「リーキースキン」「リーキーベッセル」や「プーファ（PUFA）」「リポリシス」という概念を日本で初めて定着させた。パレオ協会を通じて栄養学およびライフスタイル改善の啓蒙を行っている。また全国で医師・治療家および一般の方々を対象に講演・啓蒙活動を行っている。

著書に『患者見殺し医療改革のペテン』『グズな大脳思考デキる内臓思考』『医療ビジネスの闇』（共に韓国語訳出版）、『原始人食で病気は治る』（台湾語訳も出版）、『間違いだらけの食事健康法』、『この４つを食べなければ病気にならない』（中国語訳も出版）、『ガンの80%は予防できる』
共著に『悪魔の思想辞典』『日本のタブー（悪魔の思想辞典２）』がある。

健康常識パラダイムシフトシリーズ1

「プーファ」フリーであなたはよみがえる！

生命場を歪ませるアルデヒド

二〇一七年七月十八日 初版発行
二〇二四年十二月二十五日 十五刷発行

著者 崎谷博征 ©
発行者 川口敦己
発行所 鉱脈社
〒八八〇-八五五一
宮崎市田代町二六三番地
電話 〇九八五-二五-一七五八

印刷 有限会社 鉱脈社
製本 日宝綜合製本株式会社

パレオ協会

私たち人類は、とてつもない「生命力」が内蔵されています。

しかし、残念ながら現代社会ではこの「生命力」が完全に削がれています。

パレオ協会では、私たちに普遍的に内蔵されている「生命力」を引き出すことを目的としています。

人類が心身ともに健康であった狩猟採集時代の食事を含めたライフスタイル（パレオライフスタイル）を現代に復活させることで、「生命力」を引き出します。

食事（栄養学）、身体活動などを中心としたプログラムや慢性病・ガンの根本治癒についてのプログラムを提供しております。また、協会ではニュースレターの定期的発行、セミナー、パレオアクティビティ（山登り、キャニオニングなど自然とのふれあい）などを通じて会員のみなさんの心身をフォローしております。この協会のコンテンツに今までの研究成果、叡智《えいち》を凝集させておりますので、ご参加いただければ幸いです。

一般社団法人パレオ協会ホームページ：http://paleo.or.jp/